HYGIÈNE

ALIMENTAIRE

TRAITÉ DES ALIMENTS

LEURS QUALITÉS ET EFFETS ; LE CHOIX QUE L'ON DOIT EN FAIRE
SELON L'AGE, LE TEMPÉRAMENT, LA PROFESSION, LA SAISON ET
L'ÉTAT DE CONVALESCENCE.

Par M. Ferdinand ROUGET

Ancien élève en medecine, adjoint à divers médecins, auteur de plusieurs
ouvrages scientifiques.

—∞o•⚬•oo∞—

Prix : 2 francs.

SE VEND PAR L'AUTEUR.

—

1865.

HYGIÈNE

ALIMENTAIRE.

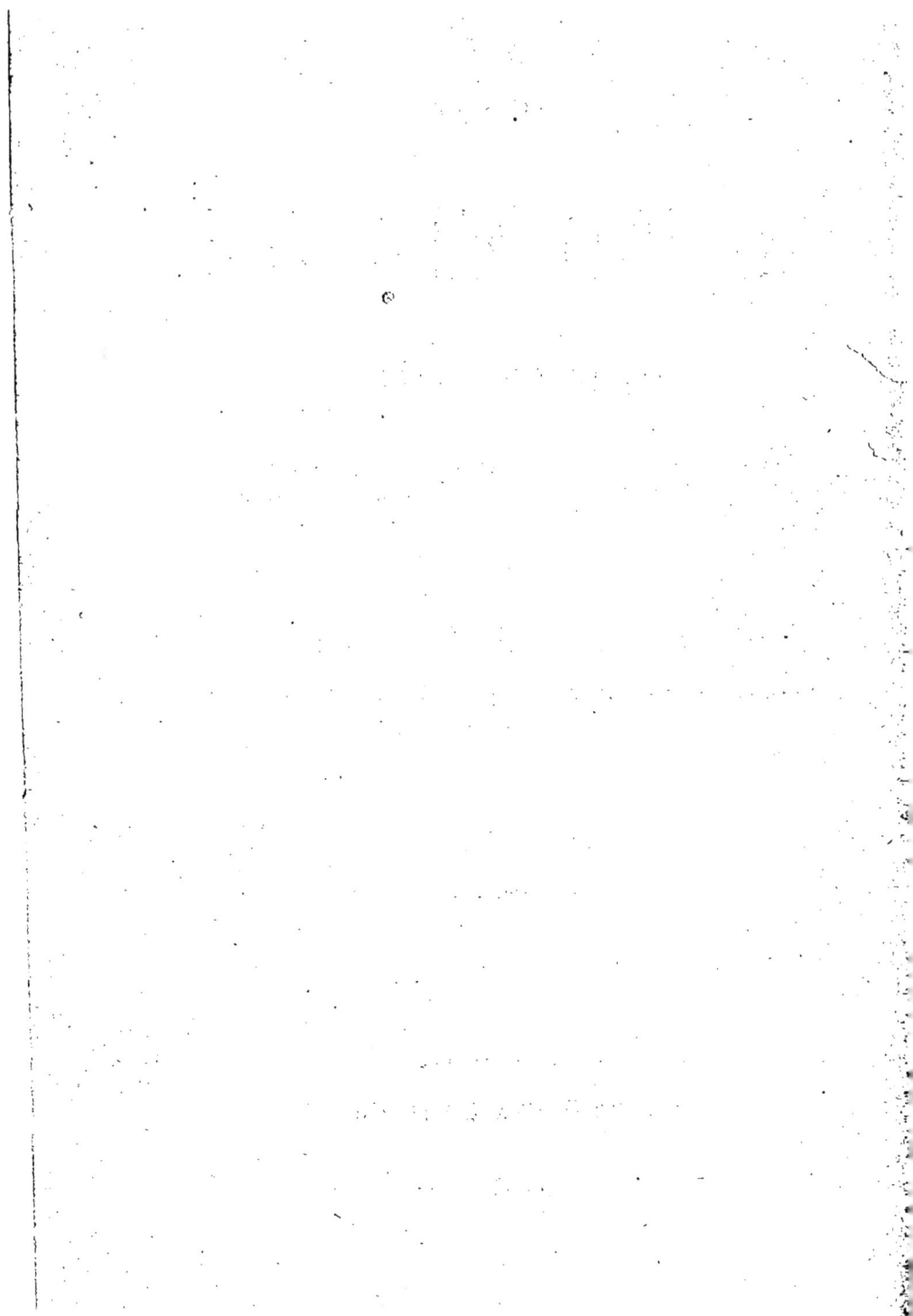

HYGIÈNE

ALIMENTAIRE

TRAITÉ DES ALIMENTS

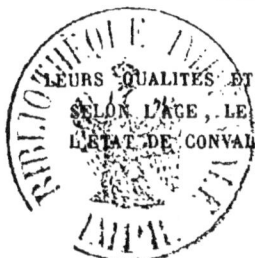

LEURS QUALITÉS ET EFFETS ; LE CHOIX QUE L'ON DOIT EN FAIRE
SELON L'ÂGE, LE TEMPÉRAMENT, LA PROFESSION, LA SAISON ET
L'ÉTAT DE CONVALESCENCE.

Par M. Ferdinand ROUGET

Ancien élève en médecine, adjoint à divers médecins, auteur de plusieurs
ouvrages scientifiques.

—oo🌼oo—

SE VEND PAR L'AUTEUR.

—

1865.

PRÉFACE.

L'alimentation et le régime, de nos jours, tiennent le premier rang parmi les moyens les plus efficaces pour conserver la santé et guérir certaines maladies. L'emploi sage et raisonné des substances alimentaires tient si évidemment la première place dans l'hygiène, qu'elles sont seules comprises dans l'acception ordinaire du mot régime, et comme dans aucune autre partie de l'hygiène, il n'existe autant d'opinions erronées et de préjugés dangereux, il nous a semblé, que le meilleur moyen, vraiment utile, pour éclairer le public à cet égard, était de publier, le fruit de nos longues études en médecine hygiénique et de nos observations pratiques.

Nous nous sommes efforcé de nous exprimer dans le langage le plus clair et le plus simple. Si nous n'avons pas pu toujours éviter quelque mots scientifiques, nous croyons en avoir été très sobres. Nous n'avons parlé de la composition des aliments, que pour faire ressortir leurs qualités et leurs effets, mais sans faire de chimie.

Si nous avions voulu composer un livre savant, nous aurions donné l'histoire naturelle de chaque aliment; mais en disant que le pain provient de la famille des *graminés ;* le gigot , de la famille des *ruminants ;* la purée, de la famille des *légumineuses ;* l'anguille à la tartare, de la famille des *pantoptères*, qu'aurions-nous appris d'utile? Nous aimons mieux ne pas désabuser ceux qui pensent que tout cela est originaire du marché voisin, et nous nous sommes appliqué à faire connaître pourquoi tel aliment est bon ou mauvais, lourd ou léger, facile ou difficile à digérer, et nous n'avons rien négligé pour que, sans efforts ni science, l'on pût choisir la nourriture la plus convenable dans toutes les positions de la vie. Si cette faculté était exclusivement le secret des gens de l'art, il faudrait appeler un médecin avant de marcher, de dormir, de manger et même de respirer, si l'on pouvait attendre. Il ne peut jamais y avoir de danger à ce que l'on s'abstienne d'un aliment ou d'une règle d'hygiène alimentaire nuisible à la santé; ce qui en cette matière, est vraiment utile, c'est de savoir soi-même, parce que les besoins étant de tous les moments, il faut pouvoir les satisfaire. Tel est pour tous notre ardent désir; fasse le ciel qu'il se réalise !

CHAPITRE I.

Règles générales d'hygiène alimentaire.

L'histoire de la médecine, de tous les temps, nous apprend que l'alimentation et le régime ont été pendant longtemps les moyens les plus puissants pour la conservation de la santé. Les anciens avaient dans ces ressources une telle confiance, que la connaissance et l'emploi des médicaments n'étaient pas pour eux la partie la plus importante de leurs recherches ; ils connaisssaient d'ailleurs peu de moyens pharmaceutiques, tandis qu'ils possédaient des règles d'alimentation et de régime si précises et si sûres, que leur usage procurait des succès qui nous étonnent encore. Dans la suite des temps, l'histoire naturelle, la botanique et la chimie, ayant fait de grands progrès, de nouveaux agents furent mis en usage pour la conservation de la santé ; la manie de nouvelles formules s'empara de tout le monde, et quand le goût du merveilleux eut pris un certain ascendant sur les esprits, l'alimentation et le régime parurent des moyens trop simples; dès-lors, la confiance fut reportée de préférence sur les substances les plus inertes, et souvent les plus bizarres, auxquelles on se plut à supposer des vertus imaginaires. Enfin, la philosophie vint s'appliquer aux sciences exactes, en élaguant tout ce qui portait le caractère des hypothèses, et l'hygiène alimentaire fut remise en crédit. Tant il est vrai que la nature n'a besoin, pour se soutenir, que de ce qui lui est relatif et que la perfection qu'elle donne à ses ouvrages ne dépend que d'un fonds de sagesse qui, par une même conduite, remplit une infinité de vues.

Louis Cornano écrivit dans les derniers temps de sa vie divers traités d'alimentation, de régime, de sobriété et de tempérance, qu'il pratiquait depuis soixante-dix ans; on y trouve la base de toutes les vertus, de la clarté, de la force et du bon sens; cet illustre vénitien disait que la nature se contentait de peu, et que ce qui excédait le nécessaire n'était qu'une source de maladies qui nous rendait vieux avant d'avoir eu le plaisir

d'être jeunes ; il avait peine à concevoir que des
personnes abusant de leurs richesses s'exposas-
sent à mourir de trop manger, pendant qu'une
multitude d'infortunés manquaient chaque jour
du strict nécessaire. Il nommait la sobriété,
mère de toutes les vertus, fille de la raison,
compagne de la chasteté, amie de la nature ; il
lui donnait pour fondement les lois les plus sain-
tes; il remarquait enfin que le bonheur et le repos
qui suivent la sobriété nous invitaient à l'acqué-
rir, parce qu'elle nous offrait la durée de notre
être, et conservait notre vie.

En effet, cette vertu qui devrait devenir moins
rare, enseigne au riche à se servir modestement
de son opulence ; au pauvre à couler sans mur-
mure les temps durs de la nécessité ; aux vieillards
l'art de vivre ; aux jeunes celui de jouir de la
vie. Elle épure les sens, fortifie le corps, illu-
mine l'esprit, redouble la mémoire, éclaire la
raison, embellit l'âme; elle nous dégage des
liens qui nous attachent trop à la terre ; et, nous
élevant au-dessus de nous-même, nous rend de
nouveaux hommes à mesure qu'elle nous pro-
cure de nouveaux jours de travail et de prospé-
rité.

Louis Cornano mourut à Padoue, âgé de plus de 104 ans, sain de corps et d'esprit, dans son fauteuil, sans douleur, par la seule défaillance de la nature. Peu de mois auparavant, il avait perdu son épouse, qui n'était guère moins âgée. Sa tempérance et sa sobriété étaient telles, qu'en 24 heures il ne prenait que douze onces de nourriture solide, et quatorze de toute boisson. A mesure que son âge avançait, il diminuait insensiblement ce peu d'aliments. Par une attention aussi sage, il se conserva toujours sain et vigoureux depuis l'âge de 36 ans; son esprit n'éprouva aucune diminution; ses yeux et ses oreilles restèrent sans altération; et, ce qui surprend le plus, c'est que sa voix s'entretint si nette, si étendue, si sonore et si belle, qu'il chantait à cent ans avec une douceur pleine d'harmonie.

La tempérance et la sobriété contribuent, en général, à la longévité. On a vu dans tous les siècles et chez tous les peuples des personnes qui ont prolongé leur vie au-delà des termes ordinaires, en se conformant aux règles de la tempérance et du régime, et dont nous ne citerons ici ici que quelques exemples : Démocrite mourut à 110 ans; Terencia, fille de Cicéron, à 103 ans;

Claudia, fille d'Offilius, qui fut honorée quinze fois du titre de mère, à 115 ans; Julia Modestina, à 120 ans; Galeria Capiola Embolaria, à 104 ans; Sammuella, à 110 ans; Luceya, comédienne, jouait encore à 100 ans avec applaudissements, et mourut à 104 ans; Tertulla de Rimini, à 137 ans; Judith, de la tribu de Siméon, à 125 ans; Mathathias, grand-prêtre, à 116 ans; Siméon, évêque de Jérusalem, fut mis en croix à 120 ans; Narcisse, successeur de Siméon, à 116 ans; David, évêque d'Angleterre, à 107 ans; Osius, évêque de Cordoue, à 103 ans; Paul-l'Ermite, à 113 ans; Antoine, le solitaire, à 105 ans; Daniel, le prophète, à 110 ans; le Père Gaspard Dragon-netti, jésuite, à 124 ans; Etienne Mabillon, de Pierremont, en Champagne, à 108 ans; le père du précédent, à 116 ans; Hippocrate, médecin célèbre, à 104 ans; Gallien, médecin célèbre, à 104 ans.

Solon, Thalès et Pittacus, trois sages de la Grèce, moururent à l'âge de 100 ans; Zénon, chef des stoïciens, à 98 ans; Cléante, disciple de Zénon, à 99 ans; Ctesibius, historien, mourut en se promenant, à 124 ans; Hiéronyme, capitaine d'Antigonus-le-Borgne, à 104 ans; Sophocle, poète

tragique d'Athènes, à 130 ans ; Socrate, l'ora-
teur, à 106 ans ; Gorgias Léontinus, à 108 ans,
Juvénal, poète latin, à 102 ans ; Cratinus, poète
fameux, à 100 ans ; Aristarque, poète de Tégée,
à 100 ans ; Varron, l'illustre Romain, à 100 ans,
Carnéades, illustre Grec, s'empoisonna à 90 ans,
du chagrin qu'il eut de la mort d'Antipater.

Polydamas, ce fameux athlète de Thessalie,
qui arrêtait un char traîné par des chevaux lan-
cés, et qui étrangla un lion sur le mont Olympe;
Milon, de Crotone, qui portait un bœuf sur son
dos ; Théagène, qui courait tenant une statue de
bronze de sa hauteur ; tous ces hommes robustes
n'avaient d'autres secrets que la tempérance pour
se conserver dans une force capable de les con-
duire à la plus longue vie. Pour nous rapprocher
de notre temps, nous citerons : Albert, duc de
Saxe, qui a vécu 102 ans ; François-Albert,
comte de Vignancourt, ambassadeur, mourut à
103 ans, en 1700 ; Vincent Coquelin, maître
chapelier, mourut à 112 ans, en 1664 ; Parke,
habitant de Londres, à 119 ans, en 1651; Jean
James, de la province de Northampthon, en Angleterre, cessa de vivre à 122 ans, en 1705;
François Secardi Hongo, surnommé Huppazzoli,

mourut à Smyrne, à 114 ans, en 1702; Mathieu Litard, dit La Ronce, du village de Vendeuille, à 118 ans, en 1702; Lefevre de Lezeau, conseiller du roi, à 108 ans; la marquise de Luxembourg, à 101 ans; Catherine, de La Croix, en Lyonnais, à 113 ans, en 1708; Jeanne Carrière, de Langres, à 116 ans, en 1709; Augustin Galand, de Savignac, en Auvergne. à 115 ans; le curé de Sasselot. pays de Caux, à 116 ans; Claude Baranger, près d'Issoudun, à 107 ans; la femme de Sagonne, notaire à Margaux, dans le Médoc, à 116 ans, en 1710; Jean Mensard cessa de vivre à 110 ans; Roques, avocat, à 111 ans; Michel de Gourgues, seigneur de la Buge, à 105 ans; Michel Fortin, en Normandie, à 116 ans et 4 mois; Jean Guichard, de Sainte-Aulaye, à 108 ans; la veuve Lemoine, de Paris, à 106 ans, en 1710; la veuve Faveja, de Carman, à 113 ans; Henri Le Boucher, de la ville de Caen, à 115 ans; Lucrèce Jovin, d'Autun, à 108 ans, en 1711; Guillaume Crevin, avocat à Pont-l'Evêque, à 107 ans; la dame Cousserans, du village de Torniac, à 111 ans; Jacques Thévenot, laboureur, à Château-Vilain, à 114 ans; le chevalier de Bulstrade, de Saint-Germain-en-Laye, à 105 ans; Angéli-

1.

que Boursaut, supérieure des religieuses de Beaulieu, en Touraine, à 112 ans; François Drouin, en Lyonnais, à 109 ans; la veuve du sieur Manueville, d'Abbeville, à 106 ans; Alain des Croches, curé dans le diocèse de Lisieux, à 113 ans; la dame Chassagne, à 108 ans ; Jenne Boor, du village de Pennetier, en Périgord, à 108 ans; Jacques Sink, archevêque de Tuam, en Irlande, à 105 ans, en 1713; Jean Juvin, de Brieule, à 114 ans; Charles Pasquot, major des bourgeois, de Joinville, à 111 ans.

Nous aurions pu citer encore une foule de personnes qui ont longtemps vécu, même de nos jours ; mais nous croyons qu'il serait superflu d'augmenter la liste énumérative qui précède.

Les exemples de tant de personnes qui ont vécu au-delà de 100 ans, prouvent que la tempérance et la sobriété sont d'excellents moyens pour vivre longtemps en bonne santé.

L'homme, en général, mange et boit trop ; cette intempérance, suscitée par l'art culinaire raffiné, est une cause de fatigue des voies digestives et de beaucoup de maladies. On doit toujours proportionner la quantité de nourriture prise à chaque repas, aux forces digestives de

l'estomac et aux pertes que fait le corps par les
diverses excrétions.

La nutrition dépend plutôt de la qualité que
de la quantité des aliments.

Une petite quantité de bons aliments fournit
plus de sucs réparateurs qu'une grande quantité
d'aliments de qualité inférieure. Pour ne point
fatiguer l'estomac et bien digérer, il faut attendre que cet organe ait achevé la digestion du
repas précédent : cinq ou six heures, terme
moyen, sont nécessaires à la digestion des aliments ; on devra donc mettre cinq ou six heures
d'intervalle entre chaque repas ; ne jamais trop
manger : sortir au contraire de table avec une
légère appétence. Manger plus qu'on ne peut digérer, c'est s'exposer à des digestions laborieu-
ses, à des indigestions ; et, loin de se fortifier,
on s'affaiblit ; il ne faut ni manger ni boire lorsqu'on n'en sent pas le besoin. L'instinct indique
aux animaux les besoins de l'estomac et la quantité d'aliments qu'ils peuvent digérer. Les herbi-
vores prennent peu à la fois, mais mangent sans
cesse ; les carnivores mangent vite et beaucoup ;
mais une fois par jour et deux au plus. L'homme
étant herbivore et carnivore à la fois, doit tenir le

milieu et régler le nombre de ses repas ainsi que
la quantité des aliments sur les déperditions
qu'il a faites. Or , l'homme qui s'adonne à de
rudes travaux physiques, a besoin de plus de
nourriture que l'homme qui mène une vie séden-
taire. Le nombre des repas doit être réglé sur
les âges, sur l'habitude et l'activité des organes
digestifs, sur le tempérament , la saison , la
profession et le genre de travail. L'enfant a besoin de manger plus fréquemment que le vieil-
lard ; l'adulte, que l'homme fait qui a acquis tout
son développement. John Synclair, auteur du
Code de Santé et de longue vie , s'exprime en ces
termes :

Si j'avais à diriger des individus qui fissent
plus de cas de leur santé que des plaisirs de la
table, je leur conseillerais de se lever à six heures en été, de déjeuner à huit, de manger un
peu de pain, des confitures ou des fruits à midi ;
de dîner entre quatre à cinq heures, afin de pouvoir faire une promenade après dîner ; enfin, de
ne point souper, mais de prendre une légère
collation composée principalement de bons fruits
de la saison. En hiver, je serais d'avis qu'ils re-
tardassent leur repas d'une heure et qu'ils ne

soupassent point ; au printemps, ils se rappro-
cheraient graduellement des heures de l'été , et
en automne de celles de l'hiver. Le docteur
Cheyne dit, qu'en général, un homme de taille
moyenne peut se nourrir très bien par jour, avec
deux cent cinquante grammes de viande, cinq
cents grammes de pain , deux cent cinquante
grammes de végétaux et cinq cents grammes de
vin ou de bière.

Toutes les fonctions de l'homme s'exécutent
mieux et plus facilement lorsqu'il a des heures
réglées pour satisfaire ses besoins, et les organes
s'habituent promptement à cette régularité. L'appétit arrive toujours aux heures accoutumées ; il
se dissipe s'il n'est point satisfait, et l'estomac
souffre ; d'où l'on peut conclure que la régularité, dans les heures des repas, est une des meilleures conditions de bonne digestion et de santé.
Ainsi, prendre ses repas à des heures réglées,
les multiplier ou les restreindre selon l'âge, le
sexe, l'activité digestive, la saison, la profession,
est une excellente méthode qu'il serait à désirer
que tout le monde suivît. Ce n'est que lorsque la
digestion est parfaitement faite, que le besoin de
manger renaît. Or, deux ou trois repas, par

jour, dont un léger, suffisent aux personnes sédentaires.

La quantité des aliments ingérés ne doit, au
grand jamais, dépasser les forces digestives de
l'estomac. Quand on a fait un repas trop copieux,
il faut s'abstenir du repas suivant, ou le réduire
de beaucoup. Si, par circonstance ou accident,
on a été privé de l'un des repas de la journée,
il serait imprudent et irrésonnable de souper
doublement pour récupérer les aliments du dîner. L'intempérance, dans le boire et le manger,
est un des plus cruels ennemis de la santé et de
la beauté.

L'intempérance et l'abstinence sont deux excès
également préjudiciables à la nutrition. La tempérance est mère de la santé ; elle permet aux
fonctions digestives de s'exercer en pleine liberté
et c'est de cette liberté que naît le bien-être
physique et moral.

On doit éviter soigneusement de se livrer après
avoir mangé, surtout après un repas copieux, à
des efforts physiques et des travaux d'esprit
soutenus, car la digestion pourrait être entravée
dans son travail. De même qu'il serait imprudent
de manger immédiatement après une grande

fatigue, il est nécessaire alors de prendre un peu de repos avant de satisfaire sa faim.

S'habituer à une ou deux substances alimentaires et en faire exclusivement sa nourriture, est défavorable à la santé, parce que cette habitude débilite l'estomac et le rend bientôt incapable de digérer les autres aliments. Manger constamment des viandes blanches et des légumes verts, ainsi que le pratiquent beaucoup de personnes, sous le prétexte de ne pouvoir digérer aucun autre aliment, est un moyen infaillible de ruiner complétement les forces de l'estomac. Plus on mange d'aliments secs , plus il est nécessaire de boire. Le vin lorsqu'il est de bonne qualité et qu'on en use sobrement, favorise la digestion ; trop boire lui est nuisible

Lorsqu'on a été habitué à une nourriture luxuriante et qu'on sent la nécessité de la réformer , il serait très imprudent de tenter tout-à-coup cette réforme ; on ne doit l'entreprendre que peu à peu. De même que, d'une nourriture pauvre et presque insuffisante , on ne doit passer subitement à une nourriture abondante et choisie. L'hygiène prescrit la gaîté pendant le repas, elle exclut les préoccupations et les chagrins. Certains aliments qui se digèrent très bien en hiver ; seraient indigestes en été. Il est des aliments antipathiques à certains estomacs ; on doit toujours s'en abstenir.

L'estomac, comme les autres organes, est doué d'un instinct particulier qu'il est difficile de vaincre et qui demande qu'on le respecte. Le plus souvent, il refuse de garder l'aliment qui lui est antipathique. Lorsque cette antipathie ou répugnance est très prononcée, il y a nausée à la simple vue de l'aliment. Vouloir l'ingérer de force, est peu rationnel, car, aussitôt après son ingestion, l'estomac le rejette par le vomissement, et le vomissement a toujours cela de fâcheux, qu'il fatigue l'estomac, ébranle le système nerveux, soustrait à l'économie une portion des aliments nécessaires à la nutrition ; enfin, il peut, au plus fort d'une contraction violente, amener subitement la rupture d'un vaisseau, ou une congestion organique souvent fort dangereuse.

Tous les hygiénistes sont d'accord sur les bons effets du dessert ; les bons fruits dans leur maturité, doivent être préférés à diverses pâtisseries et entremêts sucrés qui composent le dessert.

Une nourriture trop riche et trop abondante augmente la masse du sang et conduit à la pléthore. Les conséquences de la pléthore, sont les congestions pulmonaire et cérébrale, les hémorrhoïdes, les hémorrhagies, etc. La sécrétion urinaire devient insuffisante à éliminer la quantité d'azote fournie au corps par les aliments ; alors l'azote se dépose dans les reins et la vessie sous forme d'acide urique, et donne naissance aux calculs ou pierre de la vessie, à la gravelle, d'autres fois à cette triste maladie nommée la goutte. Une nourriture insuffisante ou de mauvaise qualité produit des effets opposés ; le sang s'appauvrit de jour en jour et devient anémique , c'est-à-dire que les globules du sang ont notablement diminué ; le cœur s'atrophie, le sang a perdu une grande partie de sa fibrine , tandis que sa partiè séreuse a considérablement augmenté. Alors tous les tissus de l'économie se relâchent et deviennent blaffards ; des œdèmes, des hydropisies se manifestent sur différentes régions du corps, le tissu cellulaire se gorge d'eau, les sécrétions naturelles se suppriment , et la mort ne tarde pas à survenir, si le sujet n'opère un prompt changement dans son alimentation.

Il existe des substances qui diminuent l'assimilation alimentaire en opérant un changement
dans les molécules du sang ou des organes.
L'iode, par exemple, porte atteinte à la nutrition
lorsque son usage est longtemps prolongé. Les
sels neutres, les préparations mercurielles produisent le même effet ; le tartre stibié, les sels
rafraîchissants ont une action immédiate sur le
sang ; ils modifient la nature de la fibrine, ce
qui rend leur emploi très précieux dans le trai-
tement des inflammations : lorsque la composition du chyle est viciée soit par les aliments de
mauvaise qualité ou détériorés , soit par l'effet
d'un principe morbifique constitutionnel ou ino-
culé, le sang participe nécessairement à cette
viciation. Alors surviennent des troubles dans
l'économie, des déformations, des dégénérescen-
ces, comme dans le rachitisme, le scorbut, les
scrofules, la syphilis, la goutte. Ces terribles
affections se manifestent presque toujours par
des exhalations et des excrétions morbides, par
des affections cutanées, des ulcérations, et, quand
elles sont portées à un haut degré par une
dégénérescence du système osseux. Ici, ce sont
les substances pharmaceutiques ou médicinales

qui doivent combattre ces implacables ennemis
de l'organisation humaine, mais l'alimentation et
le régime leur sont d'un grand secours.

CHAPITRE II.

Régime selon l'âge, le tempérament, la profession, la saison et l'état de convalescence.

Par un singulier oubli, la plupart des auteurs qui ont écrit sur l'hygiène des voies digestives , n'ont qu'imparfaitement traité la question alimentaire qui concerne l'âge de croissance , et c'est cependant une question de la première importance, puisqu'elle touche aux sources de la vie. Dans le jeune-âge, l'alimentation doit être toujours réglée sur la croissance de l'individu et sur les forces digestives de l'estomac. A cette époque de la vie, où la digestion est si rapide, où les pertes sont plus grandes, le besoin de manger est plus fréquent, plus impérieux que dans les autres âges. Si l'estomac demande et qu'on lu refuse , tout le corps tombe en souffrance. Les jeunes sujets dont l'appétit n'est pas régulièrement satisfait , se jettent avidement sur les

aliments qu'on leur présente ; ils mangent glou-
tonnement et beaucoup. Leur digestion est souvent laborieuse ; l'estomac se fatigue à chimifier
une trop grande quantité d'aliments, et, d'inévi-
tables désordres dans le canal intestinal, en
sont la conséquence si cette irrégularité dans les
repas se renouvelle souvent. Or, la régularité
des repas est un précepte d'hygiène dont on ne
doit jamais s'écarter. De plus, on doit toujours
régler le nombre des repas sur les besoins et
l'accroissement du sujet. En effet, manger, c'est
introduire dans l'estomac des matériaux propres
à réparer les pertes et à favoriser la croissance.
Mettre de l'irrégularité dans les repas ou les re-
tarder, c'est, au contraire, arrêter la réparation
et suspendre la croissance : on peut donc poser
en principe que le meilleur moyen de régulariser
la croissance, se trouve dans la régularité des
repas.

L'enfant est presque toujours affamé, il a donc
besoin de manger souvent : on doit lui choisir des
aliments qui s'assimilent facilement sans trop
laisser de résidu, car les matières excrémentiel-
les, accumulées dans les intestins, finiraient par
les fatiguer et les irriter. Il faut varier autant que

possible les aliments de l'adolescent ; un mets
trop souvent présenté ne tarde pas à le rassasier
et le dégoût qu'il éprouve à sa vue , lui enlève
l'appétit.

Une jeune demoiselle de pensionnat, saturée
de viande de mouton qui reparaissait à table
chaque jour, disait à l'institutrice : « Madame, ne
croyez-vous pas qu'à force de manger du mouton,
nous ne devenions brebis ? »

On ne doit jamais forcer les enfants à manger
les mets pour lesquels ils ont une invincible aver-
sion ; les contraindre, peut soulever l'estomac et
provoquer le vomissement. C'est une grave erreur
de croire que la violence peut habituer leur estomac à des aliments qu'ils refusent , c'est être
peu sage que d'en agir de la sorte. Laissez au
temps le soin d'opérer des changements dans
leurs goûts , car vous n'ignorez point que cet
enfant , qui avait de la répugnance pour tel aliment , le mange avec plaisir après quelques an-
nées. Les enfants , en général , aiment beaucoup
les fruits ; nous sommes loin de vouloir les en
priver , mais nous recommandons d'éviter l'excès
des fruits , surtout ceux qui ne sont point mûrs,
et l'abus du régime végétal , car les affections
lymphatiques sont imminentes lorsqu'on en abuse.

Les âges de l'adolescence et de la puberté sont remarquables par la disposition aux maladies inflammatoires. Le jeune homme et la jeune fille, dont l'âme s'ouvre aux impressions du monde, et, chez lesquels les passions ne tardent pas à éclore, doivent éviter une nourriture stimulante et choisir leurs aliments dans la classe de ceux qui se digèrent facilement sans porter l'excitation dans l'économie. Malgré le besoin des sucs réparateurs que leur corps éprouve, ils doivent être sobres parce que les maladies inflammatoires sont à craindre. Toutes les boissons excitantes, surtout les alcooliques, doivent être bannies de leur régime ; le vin coupé d'eau est la boisson qui leur convient le mieux.

L'alimentation de l'homme et de la femme faits est basée sur le tempérament, le climat, la profession et l'exercice, les forces digestives et assimilatrices. La raison leur apprend que la tempérance est mère de la santé, et qu'ils doivent choisir leurs aliments parmi ceux qui conviennent le mieux à leur estomac.

Nous répétons que la diversité des aliments est une règle d'hygiène alimentaire très importante et des plus favorables au maintien de la

santé. Le mélange des viandes, fécules, légumes verts et fruits, produit un très bon chyle,
tandis que si l'on s'habitue à se nourrir d'un ou
de deux aliments, l'habitude de les voir repa-
raître sans cesse, en émoussant leurs effets sur
l'estomac, les rend moins désirables, moins ap-
pétissants, l'on finit même par s'en dégoûter et
par les digérer difficilement.

Le choix et la quantité des aliments doivent
être basés sur le tempérament, les besoins de
la nutrition et l'activité des fonctions digestives.

Les tempéraments sanguins, les constitutions
robustes, athlétiques exigent des aliments en rapport avec la force de leurs estomacs et les besoins
d'une large assimilation. On recommande particulièrement aux sanguins d'user sobrement des
excitants et des stimulants de toute espèce ; car
les affections inflammatoires, les congestions, les
coups de sang, sont les graves maladies que ces
tempéraments doivent redouter pendant l'été ;
la goutte, les rhumatismes, l'apoplexie et la
paralysie pendant l'automne ou première époque
sénile. Les personnes qui ont ce tempérament,
devront donc être sobres de repas plantureux et
de boissons spiritueuses ; elles feront usage de

viandes blanches, de végétaux et de fruits, surtout pendant la saison des chaleurs.

Le régime alimentaire du tempérament bilieux doit être moins chargé de viandes et de boissons excitantes, les substances mucilagineuses et acides lui conviennent. Néanmoins, comme en général l'activité digestive est très prononcée, on choisira des aliments dans la classe de ceux qui, sans être indigestes, séjournent longtemps dans l'estomac, les aliments légers seraient digérés trop vite. Plusieurs hygiénistes prétendent que le lait est contraire aux personnes bilieuses, mais ils ne disent pas pourquoi. Ce qu'il y a de bien reconnu, c'est que chez un bilieux en bonne santé, le lait, bu ou mangé, sous toutes les formes, n'augmente nullement la quantité de bile.

Le tempérament nerveux offre de fréquentes irrégularités dans l'appétit et les forces digestives; tantôt la quantité d'aliments qu'il consomme est énorme, et tantôt elle se réduit à très peu de chose. Les aliments grossiers et de digestion difficile, sont défavorables à ce tempérament; il repousse aussi les boissons excitantes dont l'action augmenterait sa sensibilité déjà trop exaltée; il lui faut des aliments azotés et faciles à digérer, des féculents, des fruits savoureux pour relever l'action de l'estomac souvent languissante et pour favoriser le développement des forces musculaires ; car, c'est par une nutrition abondante et une large assimilation qu'on parvient à maîtriser la prédominence des centres nerveux.

Le tempérament lymphatique, au contraire, réclame une nourriture excitante qui aille stimuler les organes et porter son énergie dans les tissus. Les viandes noires, succulentes, les mets savoureux, les assaisonnements excitants, et, parmi les plantes, les aromates, les amères, etc. lui sont très favorables.

Les professions engendrent chez les hommes des dispositions et des habitudes qui deviennent des conditions de leur existence et forment à la longue des modifications tellement prononcées qu'elles constituent, pour ainsi dire, un nouveau tempérament. Il est aisé de sentir, dès-lors, qu'une seule espèce d'aliment ne pourrait pas plus convenir à toutes les professions qu'à tous les tempéraments. Mais, quelque multipliées que soient les professions, il suffit, sous le rapport du régime, de les ranger en deux classes : l'exercice du corps, celui de l'esprit. Parmi les

premières, les unes exercent tout le corps,
comme chez les cultivateurs, les forgerons et
autres semblables. Or, dans celles-là, les aliments
doivent entretenir une grande force, puisque tout
le corps fait de grands exercices. Des fruits, des
végétaux peu nourrissants ne sauraient suffire ;
il faut des substances très nutritives, il convient
même qu'elles ne soient pas trop délicates,
attendu que si la digestion en était trop facile,
bientôt la faiblesse serait produite avec le besoin
d'une nouvelle alimentation, et le travail ne
pourrait être soutenu comme avec des aliments
grossiers, qui ne fournissent que lentement leurs
principes nutritifs. Voilà pourquoi les ouvriers
qui fatiguent beaucoup se trouvent bien de ces
pains mats et souvent mal cuits, de ces galettes
compactes dont le peuple se nourrit dans beaucoup de pays pauvres et digèrent très bien les
viandes les plus indigestes. D'autres professions sont sédentaires ou ne font mouvoir qu'une
partie du corps, telles sont celles des cor-
donniers, des tailleurs et de la plupart des
professions des femmes. Le régime n'a pas besoin d'être aussi réparateur parce qu'il y a
moins de fatigue, mais par cela même qu'il n'y

a pas d'exercice, l'estomac est faible et il est nécessaire de l'aider par des aliments toniques et même un peu excitants. Des substances douces seraient digérées difficilement.

Quant aux professions où l'esprit seul s'exerce, elles rentrent, sous certains rapports, dans la classe des travaux sédentaires et peuvent être soumises aux mêmes règles. Cependant beaucoup d'autres considérations peuvent les faire modifier. D'abord il n'y a pas de mouvements, même partiels du corps; ensuite, le cerveau étant le centre de toutes les actions, l'estomac est nécessairement languissant, le ventre paresseux, l'appétit presque toujours faible. Telles sont, en aperçu, les dispositions auxquelles le régime doit être approprié. D'un autre côté, il y a une plus grande susceptibilité; en sorte que, comme dans le tempérament nerveux, on doit éviter les excitants qui agaceraient, ne pas même donner les toniques seuls qui seraient encore trop échauffants, et prendre beaucoup de substances douces, de viandes légères et de fruits mûrs pour prévenir ou diminuer les constipations si communes chez les gens de lettres. Bien entendu, qu'en indiquant des préceptes aussi

bornés, nous n'avons voulu citer que des exemples ; mais on pourra régler le régime de toutes
les professions en appliquant avec de légères
modifications, suivant les cas, ce que nous
avons dit de ces trois classes. Quant aux habitudes qu'ont certaines personnes de manger des
aliments qui, d'après les règles que nous éta-
blissons, pourraient leur paraître nuisibles, nous
n'en parlerons que pour les rassurer sur les dan-
gers qu'elles en redouteraient.

L'habitude, cette seconde nature, suivant
l'expression populaire, dont les lois sont souvent
plus impérieuses que la nature même, a des
effets si puissants, qu'on les voit se produire
contre toutes les probabilités et se constituer
sans danger malgré toutes les apparences. C'est
ainsi que l'on trouve des hommes forts, s'exer-
çant beaucoup pendant l'hiver et dans un climat froid, se nourrir de mauvais pain et de
quelques fruits secs ; tandis que, dans des circonstances tout opposées, on rencontre quelquefois des hommes bilieux qui ne peuvent supporter
des végétaux frais et des fruits rafraîchissants.
Ce sont, dira-t-on, des exceptions..., mais il
fallait en faire mention, afin que l'on ne s'en ser-

vît pas comme d'exemples propres à repousser
nos règles. Ajoutons, au surplus, que l'effet de
l'habitude étant de rendre les organes plus aptes
à certains actes, il faut respecter ces aptitudes
quand elles existent. C'est ainsi que l'habitude
rend à la faim nécessaires des impressions qu'elle
seule a pu rendre supportables et que non-
seulement on s'habitue à des aliments mal-
sains, mais qu'il serait souvent dangereux de
les quitter trop vite pour un meilleur régime.
C'est aussi pour cela que l'on réussirait mal à
changer le régime d'un robuste paysan qui ne
mange que du pain grossier et quelques aliments
indigestes, auxquels ses organes sont façonnés,
pour des potages délicats, du pain léger et la
nourriture recherchée qui couvre les tables somp-
tueuses, tandis que le changement opposé ne
pourrait être supporté par les personnes habituées
à ne vivre que des produits de bonne cuisine; en
un mot, il ne faut s'écarter que le moins et seulement avec précaution, des habitudes contractées
sous le rapport de la quantité ou de la qualité
des aliments.

L'influence des diverses saisons de l'année, sur
l'état du corps est un fait bien connu, mais la

digestion est de toutes les fonctions, celle qui en
éprouve les modifications plus profondes. C'est
surtout sous le rapport de l'appétit, de la faculté
de digérer et du besoin de certains aliments, pré-
férablement à d'autres , que l'on a eu raison de
dire que l'homme du printemps ne ressemble pas
plus à celui de l'automne, que l'homme de l'été
à celui de l'hiver. Cependant, cette mutation pro-
fonde n'est sensible que quand les saisons font
éprouver leurs effets les plus intenses. Tout le
monde saisit facilement l'impression différente que
ressent le corps du froid très vif de l'hiver et de
la chaleur des jours caniculaires ; mais il ne faut
pas croire que les autres époques des saisons, dont
les effets sont moins tranchés, aient pour cela des
effets moins réels, seulement elles produisent des
changements que l'on ne remarque pas. On sait
qu'en hiver l'appétit est plus fort, la digestion plus
active, et que l'on prend une plus grande quantité
d'aliments, qui sont même et plus promptement
digérés que dans les autres saisons. Cela tient à
ce que le froid, resserrant les tissus, engourdit
en quelque sorte, la surface du corps , arrête en
partie la transpiration, concentre les forces à l'in-
térieur et donne plus d'énergie aux organes de la

digestion ; aussi, les indigestions sont plus rares l'hiver, bien que l'on mange davantage, et l'on peut se nourrir, sans inconvénients, de substances plus dures, plus pesantes, plus difficiles à digérer. Par la même raison , des végétaux sans fécule, des fruits aqueux, ne sustenteraient pas assez ; c'est l'époque où l'on doit user des farineux les plus nourrissants, des viandes les plus succulentes, et où il est moins besoin d'assaisonnements pour en aider la digestion. L'hiver est donc la saison où le choix des aliments est moins important : presque tous peuvent être pris, et ce qui prouve que la digestion s'en fait bien, c'est qu'en général l'on engraisse durant cette saison.

La digestion ne s'exerce pas avec beaucoup moins d'activité au printemps ou plutôt l'énergie de l'estomac semble se continuer, l'appétit ne se perd point, les aliments passent bien assez vite, et si déjà une température plus douce ramène la vie au-dehors du corps, l'impulsion puissante que le renouvellement de l'année redonne à toutes les actions vitales, remplace ce que les fonctions digestives perdent en énergie. Les aliments de l'hiver peuvent, par conséquent, être pris encore, mais il ne faudrait point continuer longtemps le même régime : il serait bientôt trop nourrissant, amènerait la pléthore, les hémorrhagies, beaucoup d'éruptions de boutons à la peau et disposerait mal le corps pour supporter les chaleurs de l'été ; il est très utile alors de manger des viandes plus légères, comme le poisson, de remplacer les rôtis par des bouillis, de prendre plus de légumes et en général de tremper davantage les aliments, ou de choisir ceux qui sont plus humectants, plus doux, plus rafraîchissants. Ainsi les aliments du printemps ne doivent pas être aussi nourrissants que ceux de l'hiver, mais ils doivent l'être assez pour conserver au corps des forces capables de résister aux changements, aux inégalités de température. Pendant le printemps, la force, la vigueur se sont peu à peu apaisées, et, bientôt la chaleur, agissant avec énergie, amène avec une excitation générale, une débilité extrême. La peau est animée, rouge et comme boursoufflée, la sueur en découle, toute la vie semble avoir passé à l'extérieur, tandis que les organes digestifs sont débiles, et en même temps, très échauffés, très irritables. Aussi, la digestion est languissante, souvent pénible ou troublée, l'appétit nul et faible, et ne revient pas quand l'estomac est vide, ce qui fait que l'on est plutôt appelé à table par l'heure des repas que par une faim décidée. C'est alors que les viandes succulentes colorées, les ragoûts et même le bouillon gras, répugnent et ne conviennent pas, tandis que les aliments aqueux et médiocrement nourrissants, sont les plus appropriés.

La nature semble avoir prévu les besoins de l'homme en faisant mûrir les fruits pendant l'été, époque de l'année où leur usage est plus avantageux. Ce sont les plus succulents qui mûrissent à cette époque, ou pendant les plus fortes chaleurs de l'été, ce sont les plus appropriés à l'état du corps, puisqu'ils rafraîchissent, étanchent la soif et nourrissent peu.

Il ne faut pas oublier, toutefois, que la faiblesse de l'estomac est un résultat de celle de tout le corps, et que si l'on doit prendre des aliments légers et doux, il faut y mêler quelques substances légèrement excitantes, afin de réveiller son action sans l'irriter et, en même temps, un peu nourrissantes, afin de restaurer le corps et lui donner la force de résister à l'action débilitante de la chaleur. Ainsi, l'on prendra avec des végétaux frais, des légumes, des fruits, une petite quantité de volaille rôtie, de mouton, de veau, de poisson ; mais il est toujours important que tous ces aliments soient très frais, car il n'y aurait rien de plus dangereux, dans cette saison, que les viandes corrompues ; l'on doit, par conséquent, repousser les venaisons et même les salaisons. On sait que la bile abonde alors ; un semblable régime ne ferait qu'accroître la chaleur intérieure qui la produit, et donnerait à ce liquide des qualités capables de déterminer des maladies putrides ; on préviendra au contraire, ces résultats par les aliments rafraîchissants et nourrissants tout à la fois, surtout en faisant manger beaucoup d'oseille et ne prenant point de viande sans y joindre beaucoup plus de végétaux.

Au commencement de l'automne, le corps conserve les impressions qu'il a reçues des chaleurs de l'été ; ce n'est que peu à peu que la température devenant moins chaude, la faiblesse diminue, l'estomac reprend son énergie, et les digestions deviennent d'autant plus faciles que l'on approche davantage de l'hiver. Il faut donc, dans le choix des aliments, suivre cette progression , ne pas s'écarter subitement du régime de l'été et ne passer que doucement à celui de l'hiver. A cet égard, il est à remarquer que si l'on obéissait trop vite au sentiment de la faim qui renaît aussitôt que les chaleurs sont passées, et, que l'on prît tout-à-coup une quantité trop considérable d'aliments fort nourrissants, les organes n'ayant pas encore repris des forces suffisantes pour en opérer la digestion, il pourrait en résulter des accidents. C'est à l'inobservation de cette règle, bien plus qu'à l'usage des fruits, qu'il faut attribuer la fréquence durant l'automne des dévoiements, des dyssenteries et des fièvres. C'est donc l'eccès des fruits qui est dangereux en automne; d'autant plus qu'ils sont succulents, moins aigrelets, moins rafraîchissants et qu'ils nourrissent plus que ceux de l'été. A cette époque où les légumes frais abondent encore, il faut, en ayant soin de choisir ceux qui sont nourrissants, continuer quelque temps d'en faire la base du régime ; on y joindra, à mesure que la saison avancera, une plus grande proportion de viandes, en passant successivement des légères à celles qui sont succulentes et toniques, de manière à arriver aux substances tout à fait restaurantes.

L'influence de l'humidité étant toujours affai-

blissante, il faudra user d'un régime plus tonique, plus fortifiant et plus restaurant, surtout
dans un pays ou une profession qui soumet le
corps à une humidité continuelle. Au contraire,
par un temps sec, dans un lieu élevé et bien
aéré, le corps conserve toutes ses forces et les
aliments n'ont pas besoin d'être aussi substan-
tiels.

Pour faciliter le choix des aliments qui conviennent aux convalescents, nous allons indiquer
l'ordre dans lequel il faut les prendre pour passer des plus légers et des plus faciles à digérer à
ceux qui le sont moins et aux plus indigestes.
La première nourriture des convalescents doit
être une eau d'orge panée plus ou moins chargée. Viennent ensuite les bouillons de viande
blanche, de veau, de grenouille, de poulet, que
l'on commence par épaissir avec une petite quantité de crème au riz ou d'orge, de fécule de
pomme de terre; enfin, l'on permet le lait, qu'il
faut donner avec précaution, parce qu'il ne réus-
sit pas toujours bien; souvent il passe mieux
lorsqu'on y a fait cuire un peu de fécule. On
peut arriver ensuite aux véritables potages, que
l'on fait d'abord bien clairs, en choisissant les

fécules les plus légères, comme celles de sagou, de salep, de tapioca, de farine de châtaigne ; on peut, après celle-là, y faire entrer la farine de blé, puis la semoule, le vermicelle, et enfin le pain, en commençant par celui de gruau. Tous ces potages doivent être faits d'abord avec du lait ou de l'eau et une petite quantité de beurre bien frais que l'on chauffe peu : ensuite, avec les bouillons de viandes blanches dont nous venons de parler. On peut aussi y ajouter du sucre, car on ne doit pas craindre de le prodiguer comme assaisonnement des aliments doux que l'on donne aux convalescents.

Pour rétablir les forces du convalescent on peut commencer à faire usage des potages gras ; il faut, si l'on veut que la force augmente et soit durable, ajouter une fécule au bouillon ; car, sans cela, il produirait une sorte d'exaltation ressemblant à de la force et il n'agirait qu'à la manière des excitants ; il échaufferait sans restaurer. On peut aussi commencer à donner du pain, en petite quantité d'abord, et en choisissant celui de gruau cuit depuis au moins environ douze heures. Lorsque le pain est digéré sans inconvénient, on peut passer à des aliments proprement dits. On a recours alors aux plus doux et aux plus légers, mais en préférant les végétaux si l'on veut nourrir faiblement. Ainsi, l'on pourra choisir selon la saison ou le goût : entre les épinards, la laitue et la chicorée cuits, les cardons, les salsifis, les navets, les asperges, les artichauts, les haricots et les pois verts, ainsi que les très jeunes fèves, en les débarrassant de leur robe. On pourra aussi donner des lentilles, des pois et des haricots secs, mais toujours à l'état de purée, et à plus forte raison des pommes de terre, qui sont plus douces et non moins nourrissantes. Tous ces aliments doivent être préparés avec des assaisonnements doux, au lait, au beurre frais, et très rarement au gras ; il en est beaucoup auxquels on peut ajouter de l'oseille pour assaisonnement.

Les fruits cuits doivent être placés sur la même ligne que tous ces aliments , on doit toujours commencer par les moins acides, et les adoucir avec du sucre. En même temps que les aliments qui viennent d'être nommés, on permettra des poissons légers, tels que l'éperlan, le goujon , le merlan, la limande, la sole et même la perche, mais en ayant soin de ne faire manger frits que les gros, comme le merlan, afin que l'on puisse en prendre la chair intérieure placée sous la couche de friture, qu'il faut rejeter. La première viande que l'on doit donner est celle du poulet ; on pourrait aussi manger des cuisses de grenouille, même du lapereau, et du perdreau. On passera ensuite aux poissons à chair un peu consistante, comme le rouget, le carrelet, la barbue, le brochet, la carpe maigre et même le turbot.

L'agneau et le chevreau sont fort légers, mais comme ce sont des viandes peu faites, il faut que l'estomac soit déjà exercé pour les bien digérer ; il en est de même des riz, de la fraise de veau, et surtout du veau, sur l'usage duquel on doit être très réservé dans les convalescences, qu'il pourrait prolonger par des dévoiements fâcheux.

Les huîtres fraîches peuvent être mangées en même temps, ou même avant le poulet ; c'est alors aussi que l'on peut donner des œufs, en ne laissant manger que peu de blanc, et jamais sans être mêlé au jaune avant la cuisson. Ce qu'on appelle l'œuf au lait est pour les convalescents, la meilleure préparation de cet aliment.

On conçoit qu'après avoir pu manger sans inconvénients tout ce que nous venons d'indiquer, on ne doit pas craindre le mouton, le chevreuil, qui est le plus sain de tous les gibiers, et même le bœuf rôti. Cependant , si l'on redoute une nourriture aussi substantielle , on pourra recourir à des poissons plus nourrissants que les précédents, comme la truite, la lotte , l'aloze , ainsi que le lapin , le pigeonneau, le jeune carnard, les cervelles, les moules et même le chapon, la poule, le dindon et le coq avant qu'il soit vieux. Enfin, quand on aura mangé du canard, du pigeon, de la poularde, de l'oie, des ortolans, des grives, des bec-figues, des bécassines, ou de plus gros gibier, comme la bécasse, la caille, la perdrix, le faisan, le lièvre ou des poissons : tels que l'anguille, le maquereau , le saumon, la morue, la raie, l'esturgeon, le thon, le hareng frais, on ne devra plus redouter les aliments les plus échauffants ou les plus indigestes, et c'est alors seulement qu'il n'y aura pas plus d'inconvénient que dans l'état de santé à user des pâtisseries, des charcuteries, du boudin, du foie, des viandes crues, des anchois, des harengs-saures, des homards , des écrevisses, des champignons, des choux, des ognons, des truffes et des végétaux crus, comme les salades, le céleri, les radis, le cresson, etc. , etc. Il est nécessaire quelquefois de passer subitement à des mets qui, dans cette énumération, ne se trouvent qu'après d'autres ; mais la règle que nous conseillons n'en restera pas moins la meilleure, et il ne faudra s'en écarter que par exception, quand on y sera forcé par des habitudes acquises ou des dispositions particulières, soit de tempérament, soit de maladie.

CHAPITRE III.

Effets de la Digestion.

Les organes de la digestion et de l'assimilation, qu'on pourrait nommer le laboratoire de la vie, possèdent la faculté de préparer les sucs nutritifs qui sont déversés dans le torrent de la circulation où ils se transforment en sang noir. Le sang, à son tour, a la propriété de former les cellules, les membranes, les nerfs, les tendons, les os et les divers tissus qui composent un corps vivant.

Les aliments grossièrement broyés par les dents et imprégnés de salive, descendent dans l'estomac, là ils s'impreignent des sucs que secrète cet organe. Les sucs gastriques ramollissent le bol alimentaire, et au bout d'une heure et demie à deux heures, la masse des aliments est réduite en une pâte grisâtre acide, à laquelle

on a donné le nom de *chyme*. Ce sont les aliments
les plus rapprochés des parois de l'estomac qui se
chymifient les premiers ; la *chymification* se fait
de la circonférence au centre de la masse alimentaire. Le *chyme* le plus élaboré se rapproche
de l'ouverture inférieure ou pylorique de l'estomac, de là , passe dans l'intestin *duodenum*.
Arrivé dans cet intestin, qu'on peut considérer
comme un second estomac, le *chyme* se trouve
en contact avec le suc pancréatique et la bile,
humeurs de nature alcaline, qui lui font subir une
nouvelle transformation. Il perd l'acidité qu'il
avait dans l'estomac ; les matières grasses qu'il
contient se combinant avec les sucs biliaires et
pancréatiques, produisent une espèce d'émulsion
de saveur douceâtre ; l'amidon du pain et des aliments féculents, se convertit en matière sucrée; la
fibrine animale se dissout en gelée ; la gélatine,
se délie complétement ; les parties caséeuses sont
dissoutes ; enfin , après que tous les principes
chimiques contenus dans les aliments ont subi
une dernière transformation dans le *duodenum* ,
le *chyme* se sépare en deux parties, l'une solide
excrémentielle , qui doit parcourir toute la lon-
gueur du canal intestinal pour être rejetée au

dehors ; l'autre est un liquide blanchâtre, nommé *chyle*, qui est absorbé par les vaisseaux chylifères, dont les orifices s'ouvrent dans les intestins.

Le *chyle*, pris par ses vaisseaux, est conduit dans le réservoir thoracique, et de là dans la masse du sang veineux, pour fournir à l'hématose les principes combustibles qui entretiennent la chaleur vitale. Telle est la marche que suit la digestion des aliments. L'alimentation rend au sang ce qu'il avait perdu pour subvenir à la nutrition des organes et par les diverses excrétions du corps ; d'où l'on doit conclure que l'hématose ou formation du sang, et la chaleur des corps vivants, prennent leur source dans l'alimentation. L'action de l'estomac et des sucs gastriques, biliaires et pancréatiques, n'est point la même sur toutes les substances alimentaires. Parmi ces substances, il en est qui se digèrent très facilement, tandis que d'autres sont plus réfractaires à l'action gastrique. Ainsi, quant à la digestibilité des substances alimentaires et la durée de la digestion, on peut, en général, établir la moyenne suivante : les fécules, les principes amylacés, le lait, les fruits mûrs, les viandes blanches de jeunes animaux et de poissons frais, les œufs mollets, sont digérés dans l'espace d'une heure et demie à deux heures; les bouillons, les consommés de viande de bœuf, les viandes rôties, le poisson en général, le pain, exigent deux à quatre heures de digestion; les viandes bouillies, les ragoûts, les graisses, la viande de porc, certaines volailles, comme l'oie, le canard, certains poissons huileux, les pâtisseries, exigent un temps plus long pour être digérés; enfin, les aponévrons, les tendons, le blanc d'œuf concrété, les truffes, les champignons, les fruits secs, les noix et les amandes, le pain chaud sortant du four, sont d'une digestion difficile et réclament toutes les forces digestives de l'estomac.

Il est des substances condimentaires qui, mêlées aux aliments, en facilitent la digestion : le sel de cuisine, les épices de bonne qualité, les bons vins, le bicarbonate de soude, le sucre, les substances amères, comme la rhubarbe, le cachou; d'autres substances, au contraire, ralentissent et peuvent troubler la digestion, telles que l'eau, prise en abondance après le repas, les matières grasses, huileuses, les préparations antimoniales, certaines plantes et boissons.

Le sang contient beaucoup d'hydrogène et de carbone, et ce sont les aliments qui les lui fournissent. La chaleur vitale résulte de la combustion du carbone du sang par l'oxygène de l'air, et de la fonction de la respiration : aussi le mot respirer est synonyme de vivre. Voici, en quelques lignes, l'explication de cette combinaison : À chaque inspiration, l'oxigène que contient l'air inspiré pénètre dans les vésicules bronchiques et passe dans le sang veineux, riche en acide carbonique. En vertu des lois physiques de l'échange des gaz, l'oxygène de l'air remplace, dans le sang veineux, l'acide carbonique expulsé à chaque expiration. Au moment de cet échange de gaz, le sang, de noir qu'il était, devient rutilant et emporte l'oxygène dans le torrent circulaire artériel. Ainsi introduit dans la circulation, l'oxygène se trouve en présence de divers principes que la digestion verse incessamment dans le sang, tels que sucres, alcools, graisses, etc., et se combine avec leur carbone et leur hydrogène ; alors s'opère une combustion latente qui commence probablement dans les artères et s'accomplit dans les vaisseaux capillaires. L'hydrogène et le carbone du sang étant sans cesse

brûlés par l'oxygène de l'air inspiré, il devient
indispensable qu'ils soient incessamment renouve-
lés; car si les aliments ne fournissent pas le carbone et l'hydrogène nécessaires, la combustion se
ferait aux dépens des organes, et bientôt sur-
viendraient des perturbations dans la santé.

La quantité de sang d'une personne adulte est
évaluée à 12,000 grammes, dont 80 pour 100
d'eau. — Pour transformer le carbone et l'hydrogène coutenus dans cette quantité de sang en
acide carbonique, il faut 4271 grammes d'oxigène. Or, cette quantité d'oxygène arrivant par la
respiration, pénètre le sang dans l'espace de
quatre jours et cinq heures, d'après les calculs
du savant Liébig. Les aliments pris par un adulte,
dans un jour, représentent 435 grammes de carbone; ces 435 grammes s'échappent par le poumon et la peau, c'est-à-dire pendant la respiration
et la transpiration, sous forme d'acide carbonique ; pour que les 435 grammes de carbone
puissent être transformés en acide carbonique, il
faut la présence de 1015 grammes d'oxygène,
quantité absorbée dans un seul jour. La quantité
d'oxygène absorbée par le poumon dépend non-
seulement du nombre des inspirations, mais
encore de la température et de la densité.

L'air froid contient plus d'oxigène que l'air chaud ; c'est pourquoi on respire plus d'oxigène en hiver qu'en été, plus dans les pays froids que dans les pays chauds. En hiver, et dans les contrées froides, la quantité d'acide carbonique chassée du poumon est plus considérable qu'en été, d'où il résulte qu'on mange plus par un temps froid que par un temps chaud, que l'appétit est plus développé en hiver qu'en été : cela dépend absolument de la déperdition du carbonne du sang. La quantité des aliments dont le corps a besoin est généralement réglée sur le nombre des inspirations pulmonaires : plus une personne respire activement, plus elle mange ; au contraire, moins sa respiration est active, moins elle consomme d'aliments ; en d'autres termes, la quantité de nourriture hausse ou baisse, selon la rapidité ou la lenteur des fonctions pulmonaires.

Les oiseaux, qui possèdent un système pulmonaire très développé, mangent continuellement, parce qu'ils consomment une énorme quantité d'oxygène. Les reptiles, au contraire, dont la respiration s'opère avec une lenteur remarquable, peuvent rester des mois entiers sans manger. — Les enfants, chez qui l'activité pulmonaire est

très grande, mangent à tous moments et sont
incapables de supporter la faim. — Les travail-
leurs et tous ceux qui font une grande dépense
pulmonaire, mangent plus souvent et davantage
que les individus sédentaires, parce que, dans
l'état d'agitation et de travail, la déperdition est
plus grande que dans l'état de repos. Cette démonstration prouve que plus on aspire d'oxigène,
plus on respire d'acide carbonique, et partant,
plus on a besoin de manger pour réparer les
pertes faites par la respiration ; mais alors il faut
savoir choisir parmi les aliments ceux qui, selon
la circonstance actuelle, sont les plus réparateurs. Les personnes grasses, sédentaires, qui
perdent peu par la respiration et la transpiration,
se trouveront bien de l'usage des aliments azotés.
Les personnes maigres, actives, chez lesquelles se
fait une grande déperdition pulmonaire et cutanée,
doivent, dans l'intérêt de leur santé, choisir leurs
aliments parmi les substances hydro-carbonées.

L'analyse chimique a démontré que 4 kilogr.
de viande ne contenaient pas plus de carbone que
1 kilogramme de fécule. Cette énorme différence
explique pourquoi les carnivores consomment
beaucoup de viande , afin de trouver dans la

quantité le carbone indispensable à la vie. —
On a expérimenté qu'un homme qui mangerait
une livre de viande et une livre de fécule vivrait
en parfaite santé, tandis que s'il ne mangeait ni
pain, ni aliments féculents, il lui faudrait quatre
livres et demie de viande pour se procurer
le carbone nécessaire à la respiration. Les céréales et autres végétaux alimentaires contiennent
plusieurs principes essentiels à l'entretien de la
vie. — Quelques-uns de ces principes, comme
l'amidon, le sucre et la gomme, sont très riches
en carbone. La combustion du carbone du sang
par l'oxygène de l'air, est la source de la chaleur vitale. Les autres principes, comme la fibrine, l'albumine et la casume végétale, servent
à former, à régénérer les organes et autres tissus
de l'organisation vivante.

Les substances alimentaires en usage dans les
pays chauds, diffèrent de celles dont on se sert
dans les pays froids par les proportions de carbone. Les fruits, les légumes et herbages dont se
nourrissent les méridionaux contiennent peu de
carbone, tandis que les graisses et les huiles de
poisson que mangent les habitants des contrées
polaires, renferment 80 p. 0/0 de carbone. La

raison de cette différence, se trouve dans la plus grande quantité d'oxygène contenue dans l'air froid que respirent ces derniers. Les individus qui mangent beaucoup de viandes et fort peu d'aliments hydro-carbonés, respirent ainsi que les animaux carnivores, aux dépens des matières produites par la mutation de leurs organes; ils usent leurs forces assimilatrices, uniquement pour produire la quantité de carbone nécessaire à la fonction respiratoire ; s'ils mangeaient en proportion convenable, des aliments hydro-carbonés, ils économiseraient leurs forces digestives, et leur constitution s'en trouverait infiniment mieux.

Cet aperçu, quoique très succinct, de la fonction digestive, fera comprendre le grand rôle que joue l'estomac dans l'organisme humain, et combien il est important pour la santé de toujours le conserver dans son état normal en lui appliquant les règles hygiéniques.

CHAPITRE IV.

Viandes rouges, noires, blanches, gibiers, poissons, mollusques.

Les viandes rouges contiennent beaucoup de fibrine et d'*osmazome* ou partie la plus nourrissante des viandes, comme la fécule dans les végétaux. L'osmazome s'assimile facilement au corps, nourrit vite et produit une vive chaleur. Il est aisé d'apprécier pourquoi la nourriture végétale est plus douce, plus rafraîchissante, et la nourriture animale plus chaude, plus excitante. Ces viandes nourrissent parfaitement et conviennent à tous les tempéraments en toute saison. Mélangées à des fécules, à des légumes que l'on peut varier selon les goûts, elles composent l'alimentation la plus saine, la plus favorable au développement et à l'entretien du corps humain. Le *bœuf*, le *mouton*, le *porc*, le *pigeon*, le *per-*

dreau, la *perdrix*, le *bec-figue*, l'*outarde*, la *grive*,
l'*alouette* et l'*ortolan*, les poissons tels que : le
thon, le *saumon*, le *homard*, l'*esturgeon*, l'*alose*, la
crevette, la *sole*, le *maquereau*, la *truite*, le *rouget*, sont aussi rangés dans la catégorie des
viandes rouges.

Les viandes bouillies sont peu nourrissantes,
parce qu'elles ont perdu, en grande partie, leurs
sucs nutritifs : la gélatine et l'osmazome dont le
bouillon s'est emparé ; il ne leur est resté que la
fibrine insipide et l'albumine peu réparatrices
par elles mêmes , à moins que les viandes ne
soient très peu cuites ; d'où il suit que meilleur
est le bouillon, moins bonnes sont les viandes ;
le bouillon est d'autant meilleur que la quantité
de viande se trouve en cuisson avec trois fois son
poids d'eau. Le bouillon, légèrement assaisonné
de végétaux, nourrit promptement et rétablit
l'équilibre vital dans toutes les fonctions organi-
ques du corps. Mais, lorsqu'il est fortement assaisonné d'épices ou de végétaux, il nourrit moins,
échauffe parfois ou rafraîchit.

Le bœuf à la mode se fait cuire dans son jus
avec un peu d'eau dans un vase clos ; le liquide
qui ne couvre que la partie inférieure de la viande,

se réduit insensiblement en vapeur, laquelle ne pouvant s'échapper, pénètre son tissu, l'amollit sans la dessécher ; en sorte qu'elle est à la fois humide, tendre, remplie de jus, et, par conséquent facile à digérer et nourrissante ; on doit avoir le soin de ne pas trop l'aromatiser.

C'est sous la forme de rôti que la viande nourrit le plus. La meilleure manière de faire rôtir les viandes est de les saisir, tout d'abord, par un coup de feu vif ; puis de modérer le feu et de les laisser cuire ensuite à l'air libre, afin que leur fumée se développe et ne s'évapore point. La viande rôtie possède au plus haut degré des qualités réparatrices et fortifiantes.

Il n'y a que le bœuf, qui renferme plus de jus de viande que le mouton. La chair du mouton est un peu plus tendre, plus facile à digérer par certains estomacs, presque aussi nourrissante, mais produit moins de chaleur et d'excitation. Le bouillon de mouton n'a pas cette odeur aromatique, cette saveur piquante et agréable de celui de bœuf ; tandis qu'une côtelette, un gigot rôti, ne le cèdent pas en qualité à la viande de bœuf. La viande de mouton rôtie est un aliment savoureux, excitant, très nourrissant et d'une facile

digestion ; convient aux personnes faibles, délicates et aux convalescents.

Il est généralement reconnu que la viande de
porc est très lourde, et ne peut être digérée que
par les bons estomacs et les personnes fortes qui
se livrent à des exercices actifs ; on sait aussi
qu'elle nourrit beaucoup. Au surplus, il ne faut
pas croire trouver cette viande seule dans
ce qu'on appelle la charcuterie ; les nombreux
et forts assaisonnements qu'on y ajoute en font
des préparations bien plus échauffantes, bien
plus excitantes que ne seraient des côtelettes ou
un filet de porc rôti. Le boudin, malgré qu'il soit
très nutritif, est une mauvaise nourriture dont il
ne faut user qu'avec beaucoup de ménagements,
et n'en manger dans les repas qu'une petite quantité, afin que ses qualités malfaisantes soient at-
ténuées par les autres aliments. Le jambon est
nourrisant, d'un goût excitant mais indigeste et
échauffant s'il est un peu trop salé ou trop
vieux. On ne doit l'employer que comme condiment pour relever le goût des aliments et les
rendre plus succulents.

Les viandes salées sont en général des aliments assez insalubres. La salaison des viandes

augmente toujours la fermeté de leur tissu en les privant de leur humidité ; en sorte que lorsqu'on les dessale avant de les manger, comme on le fait pour la morue, le hareng, le lard, etc., leur chair reste toujours plus sèche et moins facile à digérer que lorsqu'on les mange frais.

La chair du pigeon est tendre, savoureuse, nourrissante et facile à digérer ; elle est plus tonique et plus échauffante, si le pigeon est vieux. Cet aliment convient aux personnes qui ont besoin d'une nourriture échauffante.

La chair du perdreau est tendre, délicate, savoureuse, nourrissante et facile à digérer. C'est un aliment agréable au goût et qui humecte de bons sucs l'estomac, le tonifie et stimule les organes digestifs.

La chair de la perdrix est délicate, grasse, nourrissante, un peu échauffante et lente à digérer. Cet aliment convient aux estomacs robustes qui digèrent facilement.

Le becfigue est un petit gibier très recherché, dont la chair fine, délicate, savoureuse, excitante comme celle des animaux sauvages, est fort nourrissante, et préférable à celle des autres petits oiseaux.

3.

La chair de la grive est délicate, fine, très savoureuse, et excitante comme celle des animaux sauvages ; bien que très grasse et nourrissante surtout en automne, elle pèse comme les viandes trop grasses, et pour bien la digérer il faut qu'elle soit bien assaisonnée.

La chair de l'alouette est délicate, savoureuse, tonique et un peu échauffante ; elle convient aux estomacs faibles et délicats.

L'ortolan est un petit gibier fort délicat et très recherché ; sa chair est délicate, fine, un peu grasse, savoureuse et excitante ; elle convient étant bien assaisonnée, aux estomacs faibles, délicats et aux convalescents.

Le thon, poisson de mer, a la chair ferme, nourrissante et un peu indigeste. Le thon, qui après avoir été rôti, frit, assaisonné et qui se conserve dans l'huile, ne doit être mangé qu'en petite quantité, seulement comme hors-d'œuvre.

Le saumon, poisson de mer et de rivière, a la chair ferme, agréable, nourrissante, pesante et assez difficile à digérer. Cet aliment convient aux estomacs robustes.

La chair du homard, poisson de mer, est ferme, délicate, savoureuse, très nourrissante et d'une facile digestion ; c'est une nourriture très agréable qui convient aux personnes délicates et aux convalescents.

La chair de l'esturgeon, poisson de mer, est délicate, savoureuse, grasse, pesante et nourrissante; mais elle a besoin d'être rôtie et fortement assaisonnée ; cet aliment convient aux estomacs robustes.

La chair de l'alose, poisson de mer et de rivière, est tendre, grasse, onctueuse, pesante et lente à digérer ; si elle est bien fraîche, elle est plus digestible et nourrit davantage sans donner des rapports nidoreux.

La sole, poisson de mer, a la chair ferme, délicate, savoureuse, nourrissante et facile à digérer ; elle convient aux estomacs faibles, délicats et aux convalescents.

Le maquereau, poisson de mer, dont la chair est ferme, grasse, nourrissante et indigeste, ne convient qu'aux estomacs robustes.

La truite, poisson de rivière, dont la chair est ferme, délicate, savoureuse, nourrissante et facile à digérer, convient aux personnes faibles, délicates et aux convalescents.

La chair du rouget, poisson de mer, est ferme, délicate, d'un goût agréable, nourrissante et d'une facile digestion ; elle convient aux estomacs faibles, délicats et aux convalescents.

La friture que l'on fait sur un feu ardent rend les aliments excitants et dangereux pour les estomacs faibles et irritables, d'autant plus que la couche frite se trouve plus épaisse que la partie de l'aliment qu'elle contient. Le danger de cette préparation se trouve dans la surface frite ; car, si on rejette cette croûte pour ne manger que ce qu'elle enveloppe, on le trouve bon, savoureux et très nourrissant, parce que le principe nutritif n'a pas été absorbé par la croûte. Les meilleures fritures sont celles de poisson frais, peu gros, afin qu'ils cuisent plus promptement.

La matelotte est une sorte d'étuvée de poisson fortement assaisonnée de vin, d'aromates, qui échauffe si on en mange un peu trop. C'est un aliment très nourrissant qui ne convient qu'aux estomacs robustes.

Les viandes noires sont très animalisées, à cause de la grande quantité de fibrine et d'osmazome qu'elles contiennent. Ces viandes sont excitantes et très nutritives. Le chyle qu'elles produisent accroît l'énergie vitale et les forces musculaires; mais si l'on en abuse, le sang, devenu trop plastique, trop excitant, peut donner lieu à des maladies inflammatoires , à des hémorrhagies , à l'apoplexie. Les viandes noires conviennent aux habitants des pays humides, aux hommes adonnés aux travaux physiques et qui digèrent facilement. Les habitants des pays méridionaux, les hommes d'un tempérament bilieux , à fibres sèches, doivent en user très sobrement, et s'en abstenir pendant les chaleurs de l'été.

Les viandes faisandées qui ont subi un commencement de putréfaction , comme le faisan, la perdrix, la bécasse, le chevreuil, etc. , ne conviennent nullement à nos climats. Si les habitants des régions polaires peuvent se nourrir impunément de chairs de poisson à moitié putréfiées, il n'en est pas de même chez nous; les viandes faisandées , qu'estiment certains gourmets à goût blasé, peuvent occasionner de graves irritations du tube digestif et des maladies de peau fort incommodes.

Parmi les animaux à chair noire, on distingue surtout : le *cerf*, le *chevreuil*, le *lièvre* et le *sanglier ;* parmi les oiseaux : le *canard*, la *bécasse*, la *bécassine*, la *mauviette*, le *passereau ;* et, parmi les poissons : la *carpe*, la *raie*, l'*anguille*, la *brème*, la *morue*, le *hareng* et la *sardine*.

La viande du cerf est dure, coriace, peu nourrissante, échauffante et indigeste; elle ne forme un aliment agréable et sain que lorsque le cerf est jeune.

La chair du chevreuil ressemble beaucoup à celle du mouton, elle en a aussi les qualités nutritives, mais l'odeur d'animal sauvage qui la caractérise la fait rechercher par les personnes qui aiment le gibier. C'est au reste, le meilleur gibier et le plus sain; cependant, pour que sa chair soit tendre et bien savoureuse, il faut que l'animal ait d'un an à dix-huit mois; car, plus vieux, elle est dure; trop jeune, elle est molle. On doit préférer le chevreuil qui habite un pays sec, élevé, où il n'est pas inquiété.

La chair du lièvre est serrée, tendre, savoureuse, nourrissante et d'une facile digestion; c'est un aliment qui restaure et bonifie l'estomac, il n'est échauffant que lorsqu'on en mange trop. Le civet de lièvre ou de lapin fortement assaisonné, ne convient qu'aux estomacs robustes, ainsi qu'aux personnes qui font des exercices actifs.

Le sanglier ne diffère du cochon que par une plus grande fermeté de sa chair, qui est plus agréable au goût et d'une odeur plus forte; la hure en est la partie la plus recherchée et la plus délicate.

La chair du canard est ferme, savoureuse, nourrissante et facile à digérer quand il est jeune et étouffé plutôt que saigné ; mais, lorsqu'il est trop gras, il est indigeste ; s'il est trop vieux, il nourrit moins.

La chair de la bécasse est tendre, délicate, nourrissante et d'une facile digestion ; elle convient aux estomacs faibles, paresseux et froids. La bécasse est très grasse en décembre et en janvier, mais elle maigrit au printemps, devient dure, sèche et d'un fumet très fort.

La chair de la bécassine est fine, savoureuse, excitante, tonique, nourrissante et facile à digérer ; elle convient aux estomacs délicats et aux convalescents.

La mauviette est une sorte d'alouette grasse, dont la chair est brune, délicate, savoureuse et d'une facile digestion ; c'est un aliment échauffant si on mange un peu trop.

Le passereau est un petit oiseau dont la chair ferme, délicate, tonique, facile à digérer ne convient qu'aux personnes qui ont besoin d'aliments échauffants.

La carpe est un poisson de rivière de deux genres : l'un gras et l'autre maigre. La carpe grasse est un aliment peu agréable, indigeste et qui répugne promptement ; la carpe maigre au contraire, a la chair ferme, délicate, savoureuse et d'une facile digestion ; elle convient aux estomacs délicats et aux convalescents.

La chair de la raie, poisson de mer, est dure et a besoin d'être conservée pour se ramollir ; elle nourrit alors assez bien, et se digère aisément. Cet aliment convient aux personnes en bonne santé.

L'anguille est un aliment pesant et lent à digérer ; elle est peu nourrissante, relâche et peut même donner le dévoiement si on en mange trop ; rôtie elle est moins indigeste et moins onctueuse. Les assaisonnements forts lui conviennent, et il faut éviter de mettre de l'huile dans la sauce dite tartare.

La brème, poisson de rivière, dont la chair molle, visqueuse et peu nourrissante, à moins qu'elle ne soit beaucoup assaisonnée, est un aliment qui ne convient qu'aux personnes robustes.

La chair de la morue est ferme, serrée, très

nourrissante et facile à digérer, étant fraîche ; mais, après avoir été salée et séchée, elle pèse toujours sur l'estomac, malgré qu'on l'ait laissée longtemps tremper dans l'eau pour la dessaler et l'attendrir ; elle ne convient, en général, qu'aux personnes en bonne santé.

Le hareng est un poisson de mer à chair grasse, qui a besoin, lorsqu'il est frais, d'être bien assaisonné pour le digérer facilement ; tandis que salé ou fumé, il est âcre, échauffant et très indigeste ; cet aliment ne peut convenir qu'à des estomacs robustes.

La sardine est un poisson de mer à chair délicate, agréable au goût et facile à digérer ; la sardine sèche et salée, n'offre pas les mêmes qualités alimentaires. Elle a tous les inconvénients des aliments fortement salés. La sardine préparée à l'huile, dans une conserve, est un aliment excitant, savoureux, mais très indigeste et causant souvent des douleurs d'estomac.

Les viandes blanches contiennent très abondamment de principes gélatineux ; elles sont faciles à digérer, mais peu nutritives, et conviennent en particulier aux tempéraments bilieux, aux convalescents et aux estomacs paresseux ;

mais on ne doit jamais en faire sa nourriture exclusive.

Parmi les animaux à viande blanche on distingue : Le *veau*, l'*agneau*, le *chevreau*, le *lapin* ; parmi les oiseaux : le *poulet*, la *poule*, le *chapon*, le *coq*, le *dindon*, l'*oie*, le *faisan*, la *caille* ; parmi les poissons : l'*éperlan*, le *turbot*, la *tanche*, le *brochet*, le *barbeau*, la *lotte*, la *barbue*, le *carrelet*, la *dorade*, le *merlan*, le *goujon*, la *grenouille* et tous les jeunes poissons à chair blanche.

Le veau, lorsqu'il n'est pas trop jeune, est tendre, délicat et savoureux ; mais indigeste, à moins qu'il ne soit bien assaisonné et ne convient qu'à un petit nombre d'estomacs ; rôti il est préférable et forme un aliment agréable au goût, nourrissant et d'une digestion plus prompte. La fraise de veau est un aliment peu nourrissant, mais très rafraîchissant, qui convient aux estomacs échauffés et détruit les constipations opiniâtres.

L'agneau, lorsqu'il n'est pas trop jeune, est nourrissant, délicat et très rafraîchissant ; mais, il faut n'en prendre que peu à la fois, parce que cet aliment ne fournit aucun principe capable d'exciter les organes digestifs , et, produit quand il reste dans l'estomac, des indigestions violentes. Le chevreau possède les mêmes qualités et produit les mêmes effets que l'agneau.

La chair du lapin bien formé est ferme, délicate, nourrissante et d'une facile digestion ; malgré qu'elle soit fade, elle convient étant bien assaisonnée, aux estomacs faibles et aux convalescents.

La chair de poulet est tendre, délicate, peu grasse, nourrissante et d'une facile digestion. C'est un aliment léger et agréable au goût, qui convient aux personnes faibles, délicates et aux convalescents. Le bouillon fait avec un jeune poulet est très restaurant et convient aux personnes épuisées.

La chair de poule est pénétrée de graisse fine, qui en fait un aliment savoureux, très nourrissant et facile à digérer. Le bouillon fait avec une poule et 1/2 kilog. de bœuf, est très restaurant et convient à tous les estomacs. La chair de la poule d'eau est grasse, gluante et très indigeste ; c'est en daube qu'elle est moins mauvaise.

La chair du chapon est grasse, ferme, délicate, nourrissante et facile à digérer, les parties les plus grasses sont moins digestibles. Les ailes et les chairs qui tiennent sur la poitrine sont très tendres, parce que cet animal ne vole pas, et sont meilleures , plus salubres que celles qui entourent le croupion.

La chair du coq jeune est tendre, ferme, nourrissante et assez facile à digérer ; vieux, la chair est noire, dure et sent le sapin. Le bouillon fait avec un jeune coq est nourrissant, tonique est très restaurant. Le coq de bruyère qui vit sur les montagnes, est très recherché pour sa chair fine, délicate , nourrissante et d'une facile digestion.

La chair du dindon est tendre, ferme , excitante, très nourrissante et facile à digérer. C'est un aliment délicat et sain lorsqu'il est jeune, engraissé avec soin, et surtout la femelle.

La chair de l'oie est comparable à celle du canard, seulement elle est plus grasse, plus ferme et succulente. Elle nourrit beaucoup, mais ne peut être digérée que par les estomacs robustes et des personnes qui font de l'exercice. Une jeune oie peu grasse est un fort bon aliment, surtout cuite en daube.

La chair du jeune faisan est tendre, délicate,

savoureuse et facile à digérer ; pour la rendre plus agréable au goût, elle a besoin d'être mise en venaison ; elle devient alors plus tendre, plus savoureuse et plaît davantage à certains palais.

La chair de la caille est grasse, échauffante, nourrissante et indigeste. A l'automne, au printemps et en été, c'est un délicieux aliment d'une digestion plus aisée.

L'éperlan, poisson de mer, a la chair délicate, légère, nourrissante et très digestible; c'est un aliment d'un goût agréable, qui convient aux estomacs délicats et aux convalescents.

Le turbot, poisson de mer, a la chair tendre, délicate, d'un goût exquis et facile à digérer. Le turbot est recherché pour sa légèreté ; il forme un aliment agréable qui plaît aux gourmets et qui convient aux estomacs paresseux et aux convalescents.

La tanche, poisson d'eau douce, a la chair dure, peu agréable au goût et indigeste. Cet aliment, quoique bien assaisonné, ne convient qu'aux personnes en bonne santé.

Le brochet, poisson de rivière, a la chair blanche, ferme, feuilletée, savoureuse et de

4

facile digestion , cet aliment convient aux estomacs faibles, délicats et aux convalescents.

Le barbeau, poisson de rivière, a la chair muqueuse, douceâtre et peu nutritive, est très indigeste ; son foie est recherché. Lorsqu'il est vieux, il est meilleur , parce qu'il a perdu ses mauvaises qualités. Il est alors plus nourrissant, d'une digestion plus facile, étant bien assaisonné. Il faut avoir le soin de jeter ses œufs.

La lotte, poisson d'eau douce, est un aliment savoureux, nourrissant et d'une facile digestion, qui convient à tous les estomacs.

La barbue, poisson de mer du genre de la sole, a la chair tendre, délicate, nourrissante et facile à digérer ; elle convient aux estomacs faibles , délicats et aux convalescents.

Le carrelet, poisson de mer, a la chair tendre, délicate , savoureuse et facile à digérer; c'est un aliment agréable qui convient aux estomacs fatigués et aux convalescents.

La dorade, poisson de mer, est un aliment léger, savoureux, nourrissant et d'une facile digestion, qui convient aux personnes faibles, délicates et aux convalescents.

La chair du merlan, poisson de mer, est molle, légère, nourrissante et d'une facile digestion. C'est un aliment qui convient aux estomacs fatigués, délicats et aux convalescents.

Le goujon, petit poisson d'eau douce, est un aliment délicat agréable nourrissant et facile à digérer, qui convient aux personnes faibles et aux convalescents.

La chair de la grenouille est tendre, délicate et d'une facile digestion ; c'est un aliment rafraîchissant et peu nourrissant, qui convient aux estomacs échauffés, faibles et délicats.

Certains crustacés, tels que : l'*écrevisse*, la *crevette* et le *crabe*, ainsi que la *tortue*, sont rangés dans la catégorie des viandes blanches. Les mollusques, tels que : l'*huître* et la *moule*, appartiennent à la même catégorie.

L'écrevisse est rafraîchissante, excitante, tonique et d'une facile digestion. C'est un aliment qui convient aux estomacs irrités, qui ne peuvent supporter une abondante nourriture.

La crevette, petite écrevisse, est un aliment agréable, délicat, savoureux, nourrissant et facile à digérer ; il convient aux personnes délicates et aux convalescents.

Le crabe est un aliment délicat, savoureux,
très nourrissant et d'une facile digestion ; il stimule l'estomac, mais il échauffe beaucoup si on
en mange trop, et fait naître des désirs qui seraient dangereux chez des personnes faibles et
délicates.

La chair de la tortue est ferme, délicate, rafraîchissante, peu nourrissante et d'une digestion pénible pour les estomacs faibles. Le bouillon
de tortue rafraîchit, restaure les estomacs irrités
et les convalescents.

L'huître, lorsqu'elle est fraîche, de moyenne
grosseur et d'un blond rosé, est un aliment des
plus sains et qui, sous un petit volume, donne
beaucoup de nourriture sans fatiguer l'estomac ;
elle excite l'appétit, se digère facilement, restaure promptement et convient aux convalescents,
aux estomacs fatigués et aux vieillards aussi bien
qu'aux hommes forts et robustes ; l'eau salée qui
se trouve dans la coquille est son assaisonnement naturel à laquelle l'animal a fait subir des
modifications qui la rendent agréable, tonique,
et qui en accélère la digestion. L'huître verte est
plus tendre et d'une saveur plus délicate, plus
poivrée, plus agréable, mais il faut prendre

garde que la couleur verte n'ait été donnée artifi-
ciellement par du vert de gris ou autres substances nuisibles. L'eau-de-vie ou le lait pris pour
accélérer la digestion des huîtres, les durcit dans
l'estomac et en rend le digestion très pénible ;
les vins blancs, plus acides que spiritueux, sont
ceux qui conviennent le mieux pour en faciliter
la digestion. Les huîtres, de mai en septembre,
sont molles, fades et difficiles à digérer.

La moule, dont les qualités diffèrent peu de
celles de l'huître, devrait se manger crue lorsqu'elle est bien formée ; c'est un aliment agréable, tonique, excitant, nourrissant et d'une facile digestion, mais la cuisson en fait un aliment
moins agréable et indigeste.

Les cervelles des animaux sont composées en
grande partie d'une matière analogue au blanc
d'œuf et d'un principe onctueux ; elles semblent
ne point différer dans les divers animaux, car
elles ont dans tous la plus grande analogie. Les
cervelles de veau et de mouton sont préférables
à celles de bœuf, dont les qualités alimentaires
sont moins favorables à la santé. Les cervelles
des petits animaux sont plus délicates, mais en
général, c'est un aliment insipide ; dans lequel

la quantité de phosphore et d'osmazome n'est pas assez considérable pour exciter l'action digestive de l'estomac ; en sorte qu'il est lourd , et ne peut être facilement digéré ; il ne faut donc en manger que peu et bien préparé avec des assaisonnements excitants, Les riz de veau diffèrent peu des cervelles , c'est un aliment douceâtre, gras et qui , n'excitant point l'action de l'estomac , doit être pris en petite quantité bien assaisonné ou mêlé à d'autres aliments.

Les oreilles et les jarrets de cochon, de veau, de mouton et de bœuf, sont des aliments indigestes dont il est prudent de ne manger que de petites quantités et préparés avec des assaisonnements capables de réveiller l'action de l'estomac, autant que de remédier à leur insipidité.

Les langues de bœuf, de porc, de veau et de mouton sont formées de fibres serrées, fines, qui en font un aliment délicat, savoureux, d'une facile digestion et qui convient à tous les estomacs.

Les foies de bœuf, de porc, de veau, de mouton, d'oie, de canard et de divers autres animaux, présentent de grandes différences dans leurs qualités alimentaires. Celui de bœuf contient beaucoup de sang et forme un aliment très lourd; il pourrait être employé pour donner au bouillon plus de corps, de couleur et de goût, en le joignant à la viande et aux végétaux dans le pot-au-feu. Le foie de veau est préférable, mais il faut remarquer qu'en général les foies de tous les animaux sont composés, en majeure partie, d'une substance analogue au blanc d'œuf, ce qui explique pourquoi la cuisson augmente plutôt leur dureté que de les attendrir. Aussi, plus le foie de veau est cuit, plus il est compacte et difficile à digérer; il faut le manger pour ainsi dire saignant, et si on en mange trop, encore il est indigeste. Les foies de mouton et de porc sont aussi bons que celui de veau ; ceux des animaux moins gras n'en diffèrent que par un peu plus de délicatesse. Ce sont les foies gras qui jouissent d'une grande réputation, et cependant ils sont les plus indigestes de tous, parce qu'aux inconvénients propres aux foies se trouvent joints ceux d'une surabondance de matière graisseuse qui en rend la digestion encore plus pénible, malgré que cet aliment ne fournisse qu'une petite quantité de substance vraiment nourrissante.

Les cœurs, en général, diffèrent si peu de la chair des animaux dont ils proviennent, qu'on peut se dispenser de les en distinguer sous le rapport des qualités alimentaires. Néanmoins, le cœur conserve ordinairement, surtout dans les grands animaux, des portions des gros vaisseaux dont la digestion n'est pas anssi facile que celle du cœur lui-même. C'est un aliment savoureux et nourrissant qui convient aux personnes en bonne santé.

Le gras-double ou partie grossière du ventre du bœuf, est un aliment nourrissant et un peu rafraîchissant; mais qui a besoin d'un assaisonnement propre à en relever le goût et en faciliter la digestion. Cet aliment ne convient qu'aux personnes en bonne santé.

Les rognons ne conviennent pas aux estomacs délicats, lors même qu'on les débarrasserait des parties tendineuses qu'ils renferment, pour les rendre plus digestibles. C'est un aliment à la fois lourd et un peu excitant.

Les viandes, en général, ont trois principes essentiels qui sont : la *fibrine*, la *gélatine* et l'*albumine*.

La fibrine, qui est la base des muscles, s'offre sous la forme de fibres blanches lorsqu'elle est encore humide, et jaunâtre lorsqu'elle est sèche.

L'oxygène, l'hydrogène, le nitrogène et le carbone, entrent dans sa composition. La fibrine
n'est nutritive qu'autant qu'elle est mélangée à
d'autres substances nourrissantes.

La gélatine s'extrait ordinairement par l'ébul-
lition des tissus blancs des animaux, tels que :
tendons, membranes, ligaments, cartilages, os,
etc. ; la peau en fournit une quantité considérable. Ce qu'on nomme gelée de viande est tout
simplement de la gélatine assaisonnée d'un peu
de jus. La gélatine est très peu nutritive ;
néanmoins, lorsqu'on la mélange aux aliments
gras, elle se dissout dans le suc gastrique, se
digère et s'assimile très bien. Il est permis de
croire que la gélatine introduite dans l'estomac,
après avoir été élaborée par la digestion, redevient membrane, cellule ou principe organique
des os, et qu'elle sert au renouvellement des tissus gélatineux. La vertu des bouillons de poulet,
de veau, de tortue, est due à la gélatine qu'ils
contiennent. Le principe gélatineux domine dans
la chair des jeunes animaux ; c'est pourquoi la
viande d'agneau, de chevreau, de veau, tués
trop jeunes, est fort peu nutritive ; elle débili-
terait l'estomac et provoquerait la diarrhée, si on
en faisait un usage journalier.

L'albumine, de même que la gélatine, ne contiennent que fort peu de sucs nutritifs ; mais, à
l'état de mélange avec· d'autres aliments, elles
se digèrent et servent à la nutrition. Si l'on fait
bouillir l'albumine, elle se coagule, se durcit et
devient difficile à digérer. L'albumine et le jaune
d'œuf battus ensemble, sont un aliment réparateur, qui se convertit facilement en chyle. L'albumine, étendue de beaucoup d'eau, est employée
en médecine comme adoucissante. On administre
avec succès l'eau albumineuse dans l'empoison-
nement par les sels de cuivre et de mercure.
L'albumine est abondamment répandue dans la
matière vivante ; on la trouve dans le chyle, la
synovie, le serum du sang, dans la bile, la chair
musculaire, le lait, la moelle des os, les tissus
blancs, etc. Les mollusques, et particulièrement
les huîtres, les moules, les escargots, en contiennent de notables quantités ; mais c'est dans les
œufs que l'albumine existe en plus grande abondance.

Par leurs qualités alimentaires, le blanc et le
jaune des œufs diffèrent presque autant que par
leur nuances extérieures. Le blanc, mangé cru
sortant de la coquille, pèse sur l'estomac, parce

que l'albumine qui le forme, est contenue dans des
membranes entières ; il en résulte une masse
que l'estomac n'attaque pas facilement ; cependant, quelques personnes le mangent ainsi sans
incommodité, ce qui tient peut-être à ce qu'elles
l'avalent encore chaud au moment où l'œuf vient
d'être pondu. Quand le blanc d'œuf est un peu
battu, il est moins indigeste, mais peut encore
nuire par sa viscosité. En le faisant cuire très
peu, ce qu'on appelle en lait, les membranes
sont détruites, et il se digère bien plus aisément;
mais, ont ne peut lui donner cet état laiteux, que
dans les œufs très frais, bien pleins, et que l'on
fait cuire à la coque. Il est généralement connu
que plus le blanc d'œuf est cuit, plus il est dur
et qu'il a une odeur sulfureuse d'autant plus
prononcée, qu'il est moins frais et plus cuit.

Le jaune d'œuf se compose d'une matière
semblable au blanc, mais qui est mise dans un
état particulier, par le mélange d'une huile grasse
et d'une matière colorante jaune. En battant le
blanc et le jaune, c'est le blanc qui paraît dissous, puisque le mélange conserve plus des qualités du jaune. Ce dernier, soit cru, soit trop
cuit, est moins bien digéré qu'à l'état de demi-

cuisson ; mais, dans tous les cas, c'est toujours un meilleur aliment que le blanc. Il se gonfle dans l'estomac, nourrit bien, fournit peu d'ex-créments, et, par ce motif, passe pour échauffer et resserrer. Ses qualités sont celles des œufs entiers quoiqu'à un moindre degré, et la meilleure manière de les manger, consiste à faire un mélange du blanc et du jaune avant de les faire cuire. Il en résulte que le blanc ne devient pas dur comme en cuisant seul, et que l'omelette, par exemple, loin d'être ferme et compacte, est molle et forme un aliment bien plus sain que les œufs dits sur le plat, où les bonnes qualités du jaune ne remédient pas aux inconvénients du blanc, qui est toujours durci complétement ; de même dans l'œuf à la coque, surtout s'il est un peut trop cuit, on fera bien de broyer le jaune avec la portion du blanc qui reste cuite à l'état de lait, de ne manger que ce mélange, et de laisser tout le blanc durci qui tient après la coquille.

Les œufs sont d'autant meilleurs qu'ils sont plus frais et cuits à point. A cet état, ils sont plus doux, nourrissent beaucoup, fortifient, se digèrent aisément et conviennent aux convalescents

qui ont déjà pris une nourriture plus légère.
Quand ils sont conservés, ils sont moins bons et
surtout plus échauffants, à cause du gaz sulfureux
qui s'y développe. Enfin, quand ils sont trop gar-
dés, il est peu d'aliments plus désagréables et qu
puissent devenir plus putréfactifs. — Les œufs
de poules sont les plus employés, probablement
parce qu'ils sont les plus communs, car ceux de
dinde sont plus délicats ainsi que ceux de cane,
mais ces derniers ne peuvent être mangés à la
coque : leur blanc, au lieu de devenir laiteux,
prend une consistance de colle, une couleur
blanc pâle et un goût de sauvageon.

Les œufs de poisson ressemblent beaucoup à
eux des oiseaux ; mais ils sont presque tous
jaunes, parce que le blanc y manque le plus ordinairement ; aussi ne se durcissent-ils par la
cuisson que comme le jaune d'œuf. L'on accuse
ceux qui, par le feu, ne se durcissent pas et res-
tent visqueux, demi-transparents, d'irriter et de
purger fortement.

4.

CHAPITRE V

Légumes et Plantes potagères.

La nourriture végétale est plus douce, plus rafraîchissante que la nourriture animale et celle qui nourrit le plus complétement, qui s'unit le plus aisément à nos organes, et qui laisse le moins de résidu de digestion. Les végétaux qui fournissent le plus de substance alimentaire sont : les *haricots, lentilles, pois, fèves, pommes de terre, topinambour, betterave, artichaut, asperge, salsifis, scorsonère, carottes, choux, navets, citrouille, pastèque, concombre, aubergine, tomate, épinards, céleri, endive, laitue, cresson, raves et radis.*

Les haricots contiennent une fécule unie à un principe sucré qui en fait un aliment nourrissant, mais d'une digestion souvent pénible si on en mange un peu trop et qui cause des aigreurs et de vents. Les haricots de couleur ne présentent pas les inconvénients des haricots blancs, mais ils sont plus échauffants ; cet aliment ne convient qu'aux personnes en bonne santé. Les haricots frais sont, en général, doux, savoureux et d'une digestion facile.

Les lentilles sont échauffantes, nourrissantes et d'une facile digestion ; en purée c'est un aliment doux, très nourrissant, moins échauffant, et qui convient aux personnes délicates et aux convalescents.

Les pois contiennent beaucoup de fécule unie à un principe sucré, qui en fait un aliment léger, doux, nourrissant et facile à digérer. Les pois frais sont plus doux, plus sucrés , et d'une digestion plus pénible. En général , les pois secs ou frais ne conviennent qu'à des personnes en bonne santé.

Les fèves légumineuses sont légères , rafraîchissantes , nourrissantes et d'une facile digestion ; en purée, elles conviennent aux estomacs faibles, irrités et aux convalescents. Les jeunes fèves sont douces, plus savoureuses, et conviennent aux personnes en bonne santé.

La pomme de terre est l'aliment le plus utile et le plus sain après le blé ; elle contient le quart de son poids de fécule ; elle est par conséquent très nourrissante, facile à digérer, et ne présente d'inconvénients que pour un petit nombre de personnes seulement, par l'effet d'une répugnance, d'une disposition particulière, ou parce qu'elle serait de mauvaise qualité. En la faisant cuire avec des assaisonnements sains, on ·peut s'en nourrir avec une entière confiance; elle forme alors un aliment doux, léger, nourrissant, facile à digérer, et préférable sous tous les rapports à beaucoup de légumes. La patate, qui a quelque analogie avec la pomme de terre, est un aliment délicat, très savoureux et nourrissant. Le topinambour ressemble un peu à la pomme de terre par la forme, mais il ne contient, comme cette dernière, ni sucre, ni fécule, et par conséquent est moins nourrissant.

La betterave est aqueuse, sucrée et rafraîchissante ; elle convient, étant bien assaisonnée, aux estomacs échauffés et paresseux ; si on en mange trop, elle est indigeste.

L'artichaut est excitant, savoureux, nourrissant étant bien assaisonné, et d'une digestion facile, d'autant plus que le mucilage qu'il contient est uni à un principe tonique astringent. Cet aliment convient aux personnes dont l'estomac est paresseux et qui manquent d'appétit. Quelques personnes le trouvent échauffant, et prétendent que leur sommeil en est agité ; ce serait une action particulière, car, en général, il ne produit pas ces effets.

Les asperges sont toniques, douces , excitantes, rafraîchissantes et faciles à digérer. C'est un aliment agréable, étant bien assaisonné, dont l'action excitante, diurétique, porte sur les reins, et qui peut produire de l'irritation dans les voies urinaires chez les personnes malades de ces organes.

Le salsifis est doux, léger, un peu nourrissant et facile à digérer. C'est un aliment agréable au goût s'il est bien assaisonné, et qui convient aux estomacs paresseux et échauffés. Si on le mélange avec d'autres assaisonnements dans le pot-au-feu, il rend le bouillon très flatueux.

La scorsonère ou salsifis noir, est douce, rafraîchissante, nourrissante et facile à digérer , étant bien assaisonnée. Cet aliment convient , en général, aux personnes en bonne santé.

La carotte cultivée est douce, sucrée, aromatique, rafraîchissante et facile à digérer , étant bien assaisonnée ; elle ne convient qu'aux per-

sonnes en bonne santé ; car on rencontre des
morceaux entiers de cette racine chez les convalescents, qui n'ont pu être attaqués par les organes digestifs. La carotte sauvage, qui croît dans
les lieux champêtres, sablonneux et vignobles,
est d'un grand secours pour préparer un bouillon
tonique, rafraîchissant, et stimulant les fonctions
de l'estomac et du foie ; ce bouillon convient en
général aux estomacs irrités, échauffés, paresseux, et aux convalescents.

Les choux, en général, n'ont pas toutes les
qualités merveilleuses qu'on leur attribue, ni les
propriétés malfaisantes dont les accusent les personnes qui ne peuvent les digérer; ils contiennent
une matière âcre mais non piquante et volatile ;
lorsqu'ils sont bien cuits, ils forment un aliment
doux, nourrissant, et qui se digère, en général,
assez bien ; mais si on les fait cuire avec une
viande grasse, ils deviennent indigestes. Dans
tous les cas, il faut préférer les parties blanches
et les plus tendres des choux; les parties vertes
et les grosses côtes sont indigestes. Dans la préparation de la choucroûte, le sel et l'acide qui se
se sont développés par la fermentation ont remplacé le principe âcre et sulfureux des choux; il

en résulte un aliment plus sain, plus nourrissant
et plus facile à digérer que ces derniers, malgré
que quelques personnes le supportent difficilement. Le chou de Bruxelles est très recherché
par ses qualités délicates et savoureuses. C'est un
aliment agréable, excitant, nourrissant et d'une
digestion assez facile ; il convient en général aux
personnes en bonne santé.

Le navet commun, lorsqu'il est jeune et dé-
barrassé de son écorce , dans laquelle se trouve
un principe âcre, devient un aliment doux , rafraîchissant, qui passe assez bien dans l'estomac,
mais qui, dans les intestins, laisse dégager beaucoup de gaz, souvent d'une odeur de soufre. Il
est , pour cette cause , incommode à un grand
nombre de personnes. Les navets de Narbonne,
et autres semblables, sont doux , sucrés, excitants, savoureux, nourrissants et faciles à digérer. Ils forment un aliment agréable, qui convient
aux estomacs délicats et fatigués.

La citrouille, ou espèce de courge, est un fruit
potager, aqueux, un peu sucré, rafraîchissant et
facile à digérer, qui sert à préparer des aliments
doux et rafraîchissants, dont les personnes échauffées peuvent faire usage. La pastèque possède
les mêmes qualités et effets de la citrouille.

Le concombre est un aliment aqueux, doux, rafraîchissant, d'une saveur peu agréable, peu nourrissant, et qui a besoin d'être fortement assaisonné pour le rendre digestible. Cet aliment ne convient qu'aux personnes échauffées.

L'aubergine est un aliment aqueux, excitant, savoureux, peu nourrissant et indigeste; pour le rendre digestible, il doit être assaisonné avec l'huile d'olive, l'ail, le persil ou l'oseille. Cet aliment ne convient qu'aux personnes en bonne santé.

La tomate est tonique, excitante et rafraîchissante; c'est un aliment qui, mêlé à d'autres substances, les rend agréables au goût, excitantes, rafraîchissantes et d'une facile digestion.

Les épinards sont rafraîchissants, excitants, laxatifs et faciles à digérer; ils conviennent aux personnes échauffées et constipées.

Le céleri renferme avec son mucilage, un principe aromatique d'une saveur prononcée. Le céleri cru est excitant, échauffant et indigeste, la cuisson ne détruit qu'une partie de ses qualités excitantes, mais il devient plus facile à digérer. Il n'y a que les personnes robustes ou qui ont besoin d'aliments échauffants, qui peuvent en manger sans inconvénients ; dans tout autre cas il faut en user avec modération.

L'endive ou chicorée des jardins, est rafraîchissante, excitante et d'une digestion assez facile ; elle se mange en salade et convient aux estomacs échauffés et paresseux.

La laitue, dont il existe trois espèces principales : la laitue non pommée ou de printemps ; la laitue romaine ou d'été ; la laitue pommée ou d'hiver, est en général douce, rafraîchissante, calmante, et peut être mangée crue ou cuite, étant mêlée à d'autres aliments. La laitue convient aux personnes irritées, échauffées, et ne peut dans aucun cas être nuisible.

Le cresson est excitant, échauffant et facile à digérer ; il convient, étant mêlé à d'autres aliments, cuit ou cru, aux personnes en bonne santé. Le cresson est loin d'être rafraîchissant, comme le croient quelques personnes. Il contient du soufre et sa saveur un peu piquante, annonce sa propriété excitante ; il se digère assez bien, mais échauffe si on en mange trop à la fois.

Les salades en général ont les qualités des herbes avec lesquelles on les fait. Il faut cependant remarquer qu'étant mangées crues, elles ne sont pas aussi faciles à digérer. Du reste, on peut les ranger en trois divisions : les unes sont douces et rafraîchissantes, comme celles de laitue, de romaine, de mâches, de scarole et de raiponce ; d'autres sont un peu amères et moins rafraîchissantes, telles que les différentes chicorées et le pissenlit ; enfin, il en est d'échauffantes, par exemple celles de cresson, de céleri. On peut faire la même distinction entre les assaisonnements qu'on y ajoute. Le pourpier et les fleurs qui ne servent qu'à les parer, comme les mauves, la pervenche, la bourrache, sont seulement douces et ne changent rien à leurs qualités ; il en est à peu près de même de l'huile, mais le cerfeuil, l'estragon, la capucine, la pimprenelle, la ciboule, sont des excitants, ainsi que le sel. Quant au vinaigre, en même temps qu'il excite la digestion il rafraîchit ; mais le poivre, les épices et surtout la moutarde que l'on ajoute au céleri, sont très échauffants et irritants.

Le nombre des végétaux que l'on mange crus est très restreint ; après les fruits, ce sont principalement les salades, les radis et les raves. La digestion en est toujours plus difficile que des végétaux cuits ; il faut en laisser l'usage aux personnes en bonne santé et, dans tous les cas, il est prudent de n'en manger qu'en petite quantité et en les mêlant avec d'autres aliments plus salubres et plus nourrissants.

Les radis sont excitants, rafraîchissants, indigestes et peu nourrissants. Il est peu de personnes auxquelles ils ne causent des rapports soufrés, surtout s'ils sont piquants. Les plus jeunes, tendres, remplis d'eau et très doux, sont plus faciles à digérer. Les raves se rapprochent davantage de ces dernières qualités. Les radis noirs ont, au contraire, toutes les propriétés excitantes des radis piquants, ils échauffent, et ne doivent être pris qu'en petite quantité, ainsi que le raifort.

On mange aussi quelques viandes crues, telles que : le bœuf salé, le jambon, certains saucissons, les anchois, le saumon, etc.; ces aliments sont très nourrissants quand l'estomac a assez de force pour les digérer. On n'en use en général, qu'en faible proportion, avec du pain et d'autres mets; le mieux serait de n'en manger que fort rarement.

La principale préparation des aliments en général est la cuisson. On cuit les viandes de qua-

tre manières : on les fait bouillir, rôtir, à l'étuvée et frire. La cuisson des végétaux dans l'eau
en rend la digestion plus facile, plus prompte;
l'eau leur enlève souvent des principes âcres,
excitants et les adoucit, il en est d'autres qui
n'ont pas besoin d'être cuits dans l'eau. Il suffit
d'ajouter une petite quantité d'eau, de lait,
de bouillon, de vin qu'ils absorbent, et de les
sauter, suivant l'expression de cuisine, dans le
beurre, la graisse ou l'huile, avec des assaisonnements convenables, pour les mettre en état
d'être attaqués par les organes digestifs. Mais,
s'ils sont préparés au gras, ils ont toutes les
qualités échauffantes des viandes à un moindre
degré; au maigre, ils conservent presque toutes
leurs qualités, ils ne deviennent échauffants,
qu'autant qu'une trop forte cuisson aurait donné
de l'âcreté au beurre ou à l'huile, ou que l'on y
aurait ajouté des aromates en quantité trop forte.
Les légumes cuits à moitié sont durs, coriaces et
d'une pénible digestion, d'autant plus que les
assaisonnements gras dont ils sont enduits, en
empêchent la dissolution dans l'estomac.

CHAPITRE VI

Assaisonnements.

La nature nous donne l'exemple des assaisonnements, en associant dans le même corps, à la
même substance divers principes. Ainsi, à la fibrine de la viande, se trouvent accolées l'albumine et une matière graisseuse. Le sucre est
combiné à l'amidon ; dans les fécules et dans les
fruits, le principe sucré modifie le principe acide.
Les condiments, à l'exception du sel, se tirent
tous du règne végétal ; on les emploie dans le
but de relever certains aliments fades, insipides
et de les rendre plus digestibles, en stimulant
les forces dissolvantes de l'estomac. Les assaisonnements doivent être appropriés au goût, à l'âge,
aux tempéraments et aux saisons ; le goût, l'o-
dorat et l'instinct de l'estomac doivent être con-
sultés, car telle personne qui digère parfaite-

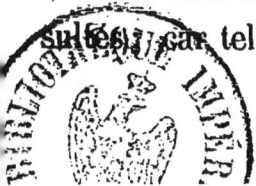

5

ment un aliment assaisonné de telle manière aura
de la peine à digérer le même aliment s'il est assaisonné de telle autre manière.

La jeunesse qui possède une grande énergie
digestive, les tempéraments sanguins, bilieux,
nerveux, doivent être sobres d'assaisonnements
stimulants et les choisir parmi les plus légers.
Les vieillards et les tempéraments lymphatiques, au contraire, ont besoin d'assaisonnements
plus actifs, afin de stimuler leurs organes paresseux.

Il est très important, dans la saison des chaleurs, d'augmenter la quantité des végétaux alimentaires et de les préparer avec des assaisonnements acides pour les rendre plus rafraîchissants. Il vaut mieux être sobre d'assaisonnements
et même s'en passer, que d'en faire abus, car
l'abus des stimulants irrite, enflamme la membrane muqueuse des voies digestives, et finit
par l'user et la rendre insensible.

Les épices tels que : poivre, piment, gérofle,
cannelle, muscade, gingembre, etc. , originaires
des pays chauds où les ardeurs du climat affai-
blissent les forces vitales, excitent violemment
les papilles de la langue, les glandes salivaires
et la muqueuse gastro-intestinale.

Cette excitation a pour résultat une abondante sécrétion de salive et de sucs gastriques très propres à la dissolution du bol alimentaire. On doit être très sobre de ces condiments et n'en faire usage que pour certains aliments fades ou de digestion difficile. Leur emploi fréquent peut donner lieu à des irritations de l'estomac et à la langue, user la sensibilité, plonger les organes digestifs dans une atonie d'où l'on ne peut les tirer qu'en doublant la dose de ces stimulants énergiques. Pour nos climats tempérés, le thym, le serpolet, la sarriette, la sauge, la pimprenelle, le céleri, le laurier, le persil, le cerfeuil, l'estragon, la moutarde, l'ail, l'échalotte, l'ognon, la rocambole, la ciboule, le poireau, etc., sont plus que suffisants pour déterminer une stimulation favorable à la digestion.

Les assaisonnements ont été distingués en quatre genres : les *toniques nutritifs*, les *excitants*, les *aromatiques* et les *échauffants*. Les toniques nutritifs sont : la *graisse*, le *beurre*, l'*huile* et le *sucre*. Les excitants, sont : le *sel*, l'*ail*, l'*ognon*, le *persil*, l'*oseille*, le *citron*, la *ciboule*, l'*échalotte*, le *poireau*, l'*estragon*, la *moutarde*, le *vinaigre* et le *cornichon*. Les aromatiques, sont : la *cannelle*, les *clous de girofle*, la *muscade*, le *gingembre*, la *coriandre*, le *laurier*, le *thym*, la *truffe* et les *champignons*. Les échauffants, sont : le *poivre*, le *piment*, la *capucine*, le *cerfeuil*, l'*anis* et les *anchois*.

La graisse est la partie de la chair des animaux la moins importante comme aliment ; elle présente des caractères particuliers dans chaque espèce. Seule, elle devient un très mauvais aliment qui se digère difficilement, et cause des rapports brûlants et des douleurs d'estomac. La graisse en petite quantité, mêlée comme assaisonnement à d'autres substances alimentaires, est nourrissante et se digère assez bien ; prise en trop grande quantité, elle devient indigeste. La graisse échauffée ou rance est toujours nuisible.

Le beurre frais et demi-salé donne du corps aux aliments secs, peu nourrissants et les maintient dans l'estomac assez longtemps pour qu'ils puissent s'y dissoudre. Enfin, il modifie la fermentation acidée qui a lieu dans l'estomac et se convertit en un chyle excellent. Le beurre non salé est plus doux et plus rafraîchissant ; le beurre rance est nuisible et malfaisant, parce qu'il contient un acide particulier qui en forme une substance âcre et désagréable capable de produire des accidents. L'expérience a démontré que les bonnes qualités du beurre dépendent de la nourriture des bestiaux et de la manière dont il est préparé.

La meilleure huile et la plus commune est sans contredit celle d'olive, lorsqu'elle n'est pas trop vieille. L'huile d'olive est nourrissante et d'une digestion facile étant melée à petites doses à d'autres aliments comme assaisonnement; mais, en trop grande quantité, elle relâche fort-tement les organes, énerve leur action, les affai-blit au point de devenir un fardeau pour l'es-tomac, les intestins, et produit l'effet d'un purgatif très échauffant.

L'olive ayant perdu son âpreté par des infu-sions et le séjour dans la saumure, peut servir d'assaisonnement mêlée à d'autres aliments qu'elle rend plus savoureux. L'olive contenant beaucoup d'huile et point de fécule nourrit peu, se digère difficilement, échauffe beaucoup si on la mange crue.

Le sucre est, sans contredit, l'assaisonnement le plus doux, le plus agréable, le plus générale-ment utile et celui qui offre le moins d'incon-

vénients. A petite dose le sucre facilite la digestion : aussi est il généralement connu que
l'eau sucrée est un des meilleurs moyens pour
débarrasser l'estomac des aliments qui le fatiguent. D'où vient donc que le sucre passe pour
échauffer? C'est qu'il peut produire cet effet
quand on en use avec un grand excès, qu'on l'a
altéré par une forte cuisson, qu'il est brûlé en
caramel, ou enfin, qu'il est uni à des matières
excitantes, odorantes, très savoureuses, comme
les divers bonbons qu'on ne doit prendre qu'en
petite quantité. Mais, lorsqu'il est isolé, c'est une
substance très nourrissante qui forme un aliment
d'autant plus doux et salubre que la digestion
en est facile et que son union avec les organes
n'est accompagnée d'aucune impression irritante.
On ne peut douter de sa propriété nutritive, en
remarquant, que les nègres qui s'en nourrissent
dans les sucreries, sont plus gras et plus replets
que les autres. Il peut être conseillé sans danger
lorsqu'on a besoin de réparer les forces et l'embonpoint ; car, il se digère promptement, complétement, sans fatiguer les organes, et produit
peu d'excréments.

Le sel, à petite dose, est le condiment obligé

de presque tous les mets, de toutes les sauces ;
il excite les glandes salivaires et favorise la dissolution de toutes les substances alimentaires.
Les aliments trop salés produisent la soif et une
chaleur dans la bouche et la gorge, qui résulte
de l'irritation de ces parties, laquelle se propage,
on n'en peut douter, sur tout le trajet que par-
courent ces aliments. L'excès du sel est donc
aussi nuisible que l'usage modéré peut en être
avantageux ; voilà pourquoi ce qu'on appelle les
salaisons sont en général des aliments assez insalubres.

L'ail est un assaisonnement excitant énergique, mais à l'état de crudité seulement ; car, la
cuisson, et surtout la décoction dans un liquide,
lui ôtent la plus grande partie de sa force. Il doit
toute son énergie à un principe âcre et volatil
que le feu détruit. Voilà pourquoi l'ail n'est un
assaisonnement vraiment actif qu'à l'état de crudité. En relevant le goût des aliments, il en rend
la digestion plus facile, plus prompte et convient
aux aliments grossiers.

L'ognon cru est un aliment des plus stimulants
qui excite l'appétit et les fonctions digestives ;
mais, il irrite et enflamme les estomacs délicats

ou quelque peu irrités. On ne doit user de l'o-
gnon que cuit, et seulement comme assaisonnement. Le mucilage de l'ognon est uni à un principe piquant et volatil qui ne se détruit qu'en
partie par la cuisson ; en sorte que, même cuite,
cette substance conserve une qualité assez excitante pour échauffer les estomacs irritables, si
on en mange beaucoup.

Le persil est un assaisonnement excitant, qui
relève le goût des aliments et facilite la digestion
en stimulant les organes digestifs. Cru ou cuit, on
doit en user avec modération.

L'oseille est un assaisonnement excitant, tonique, rafraîchissant et qui facilite la digestion des
aliments. Elle forme un aliment aussi sain qu'a-
gréable, qui peut être mangé en tout temps sans
inconvénients après en avoir diminué l'acidité ou
en la mêlant aux viandes blanches dont elle facilite la digestion.

Le citron est un excellent assaisonnement pour
beaucoup d'aliments, dont il facilite la digestion
en les rendant plus excitants et plus rafraîchissants. Cet assaisonnement convient surtout aux
viandes blanches.

La ciboule, sorte de petit ognon, est un assaisonnement qui excite l'appétit, stimule les fonctions digestives en relevant la saveur des aliments, mais échauffe si on en use en trop grande quantité.

L'échalotte, sorte de petit ail, est un assaisonnement qui relève le goût des aliments, et en rend la digestion plus facile et plus prompte.

Le poireau est une sorte d'ognon doux, rafraîchissant et dont on use peu isolément ; son usage est de servir d'assaisonnement au pot-au-feu et dans les potages ; si on faisait un plus grand usage de cet assaisonnement, beaucoup de personnes en éprouveraient un grand bien, car il enrichit les sucs nutritifs, et atténue les ardeurs du sang.

L'estragon est un assaisonnement tonique, rafraîchissant et excitant les fonctions de l'estomac.

La moutarde est d'un usage très fréquent ; mêlée aux aliments qui manquent de saveur ou qui n'excitent pas assez l'action de l'estomac, elle en facilite la digestion tout en en relevant le goût. On doit en user à petite dose ; car, on sait qu'en l'appliquant en cataplasme, qu'on appelle sinapisme, on détermine des ampoules ;

on peut juger par là de l'irritation excessive qu'elle produirait sur l'estomac étant prise en trop grande quantité.

Le vinaigre de vin, lorsqu'il est de bonne qualité, relève le goût des viandes blanches, fades par elles-mêmes et en facilite la digestion ; mais il ne faut jamais abuser de cet assaisonnement, car il affaiblit promptement les forces de l'estomac, altère les fonctions digestives et cause la dyspepsie ou difficulté de digérer.

Le vinaigre attendrit les viandes que l'on y fait mariner sans aucun danger parce qu'elles ne l'absorbent point ; mais il n'en est pas de même des fruits et des légumes que l'on y fait confire, car ils en sont fortement pénétrés : tels que les cornichons, les câpres, etc., dont l'action excitante est nuisible à l'estomac si on en use beaucoup.

La cannelle est un assaisonnement aromatique, tonique, stimulant et échauffant ; mais, mêlée aux aliments qui manquent de saveur ou qui n'excitent pas assez l'action de l'estomac, elle devient un digestif utile, dont il faut user à petite dose.

Le clou-de-gérofle est excitant, tonique et

peut être employé comme assaisonnement dans un grand nombre d'aliments ; il n'est échauffant que lorsqu'on en abuse à trop fortes doses.

La muscade est un assaisonnement aromatique, stimulant, qui donne aux aliments un goût savoureux, excitant et qui en facilite la digestion ; on doit en user à petite dose.

Le gingembre est un assaisonnement aromatique, tonique, excitant, mais très échauffant, sa saveur, très piquante, irrite l'estomac ; on ne doit en user qu'en petite quantité.

La coriandre est un assaisonnement aromatique et excitant qui, mêlé à divers aliments, les rend plus savoureux et en facilite la digestion. La coriandre échauffe peu et irrite rarement.

Les feuilles de laurier sont aromatiques et stimulantes ; mêlées à divers aliments, elles en rendent la saveur agréable et la digestion plus facile. Cet assaisonnement n'est échauffant que lorsqu'on en use trop fréquemment ou en trop grande quantité.

Le thym est un assaisonnement aromatique et peu échauffant, qui rend les aliments agréables au goût sans irriter, et facilite la digestion.

La truffe n'a d'autres qualités , étant mêlée à d'autres aliments, que de les parfumer et de les rendre plus agréables au goût ; si on la mange seule ou un peu trop avec d'autres aliments, elle est indigeste et doit être repoussée par les personnes faibles et délicates.

Les champignons ont des qualités analogues à celles des viandes noires, et renferment, comme ces dernières , une certaine quantité d'azote qui contribue à leur putréfaction ; ils sont en général lourds et indigestes , même lorsqu'ils sont bien choisis et venus sous couche. Les champignons fournissent très peu de matière vraiment nourrissante, et la digestion en est lente ; il faut éviter d'en manger beaucoup à la fois, et le mieux est de les employer comme assaisonnement en les mêlant après les avoir fait sécher à d'autres aliments dont ils relèvent la saveur et facilitent la digestion.

Le poivre n'est pas rafraîchissant, comme le supposent quelques personnes ; sa saveur très piquante, la chaleur qu'il détermine dans la bouche et la gorge ; la soif qui en résulte, dénotent assez sa propriété échauffante ; or , il convient dans tous les cas d'en user à très petites doses.

Le piment, dont les qualités échauffantes et excitantes, ne différent guère de celles du poivre, ne doit servir en petite quantité que pour assaisonner les aliments grossiers et froids.

La capucine est un assaisonnement qui échauffe et excite les fonctions digestives ; on ne doit en user qu'à petites doses.

Le cerfeuil est excitant et échauffant ; on doit en user avec modération, mêlé à des aliments froids et difficiles à digérer.

L'anis est un assaisonnement excitant et échauffant qui chasse les gaz des voies digestives ; il convient à petite dose aux aliments dont la digestion se fait lentement.

Les anchois sont nourrissants mais échauffants et ne doivent être mangés qu'avec d'autres aliments plus doux et plus frais, surtout avec des végétaux de manière qu'ils ne fassent partie d'un repas que comme assaisonnement.

L'expérience et l'observation prouvent de la manière la plus évidente, que les personnes qui se nourrissent d'aliments simplement préparés se portent mieux et vivent plus longtemps que les personnes qui ont une cuisine raffinée.

3

CHAPITRE VII.

Pâtes et fécules alimentaires.

Les fécules en général sont des substances alimentaires, extraites de divers végétaux, dont les principes nutritifs s'unissent le plus aisément à nos organes et qui laissent le moins de résidu de digestion. De tous les végétaux le froment est celui dont les qualités se rapprochent le plus des matières animales, aussi forme-t-il le plus parfait des aliments ; la propriété excitante que possède son gluten, agissant sur les organes, en rend la digestion très prompte. Le pain de froment est le plus nourrissant, le plus léger, celui qui se digère le plus aisément et qui contient le plus de gluten. L'expérience a appris que le pain qui fermentait le plus était aussi le plus blanc ; or , la cause de la fermentation du pain consiste dans l'action de la levure que l'on ajoute à la pâte. Il est évident, dès lors, que la farine qui contiendra le plus de gluten, formera un pain dont la fermentation sera plus facile, plus parfaite et c'est par conséquent encore celle de froment qui formera le meilleur pain ; car, elle contient 65 parties d'amidon, 7 de sucre, 7 d'une matière gommeuse, 12 de gluten, 6 d'eau et 3 de divers sels.

L'expérience a prouvé que plus le pain était cuit, plus il était facile à digérer, mais qu'il était moins nourrissant que le pain moins cuit. Le pain frais est meilleur que le pain rassis ; cependant on doit se garder de manger le pain chaud sortant du four, car il est très indigeste. La mie de pain contient une partie féculente et visqueuse qui permet de former des panades, ce que ne ferait pas la croûte dans laquelle cette partie se trouve détruite par une cuisson plus complète au four. Aussi la soupe, faite uniquement de croûte, est-elle plus légère, moins nourrissante, plus savoureuse, et généralement plaît davantage ; enfin, elle est moins épaisse et plus facile à digérer.

Dans la farine de froment la quantité de gluten est assez considérable pour que l'on puisse y ajouter une farine qui n'en contient pas, sans lui faire perdre la propriété de fermenter et de faire un pain levé; mais ce mélange diminue toujours plus ou moins la qualité du pain. Le siegle ne contient presque pas de gluten ; ce principe s'y trouve remplacé par un mucilage visqueux qui permet de former une pâte assez liée pour s'étendre sans se rompre, et qui contribue à la faire lever. Le pain fait avec un mélange de seigle et de froment est un aliment qui convient aux personnes robustes qui se livrent à des exercices pénibles ; mais, il ne peut être aussi facilement digéré par les estomacs délicats qui ne s'exercent que sur le pain léger et bien fermenté de nos cités. Les falsifications du pain, qu'une coupable cupidité opère dans les grandes villes, et dont la répression ne saurait être trop sévère, se font : avec de l'alun, pour le rendre plus blanc ; avec le carbonate de magnésie, pour masquer l'odeur des mauvaises farines ; avec le carbonate de potasse, les sulfates de zinc et de cuivre, pour économiser la levure ; avec les sulfates et carbonates de chaux, le carbonate de plomb et le sous-nitrate de bismuth, pour le rendre plus lourd ; enfin avec des mélanges de farines, de fécule de lentilles, de haricots , de pois, de pommes de terre, etc.

La semoule est une pâte légère formée avec la farine de blé. C'est un aliment léger et plus facile à digérer que le pain dans les potages ; elle convient aux estomacs délicats et aux convalescents.

Le vermicelle est plus nourrissant que la semoule ; il est d'une facile digestion et convient aux estomacs faibles, délicats, aux convalescents et aux personnes en bonne santé.

Le macaroni est plus nourrissant et plus indigeste que le vermicelle même dans les potages bien assaisonnés. Le macaroni, auquel on ajoute du fromage, du beurre et autres corps gras, est très indigeste si on en mange un peu trop.

L'avoine dépouillée de son écorce et concassée très menu sert à préparer des bouillies, dites de gruau qui sont très nourrissantes et très rafraîchissantes, soit au gras ou au maigre. C'est un aliment qui convient aux personnes débiles , faibles et aux convalescents.

Le millas est une sorte de bouillie préparée avec la farine de maïs et de l'eau ; dans certains cas avec du lait, de la graisse, du beurre et quelques aromates ; c'est un aliment rafraîchissant, doux, nourrissant et d'une facile digestion. L'embonpoint de ceux qui vivent de cet aliment, atteste la salubrité de cette nourriture.

La bouillie préparée avec la farine d'orge mondé ou perlé est un aliment doux, nourrissant, rafraîchissant et d'une facile digestion. Cette bouillie convient aux personnes échauffées, débiles et aux convalescents.

Le riz contient une fécule pure en grande quantité et sert presque tout entier à nourrir ; il forme une nourriture douce , rafraîchissante et produit peu d'excréments, mais il ne peut exciter l'action des organes digestifs qu'au moyen des assaisonnements qu'on y ajoute et qui souvent sont nécessaires pour le faire passer quand il y a débilité des premières voies. La meilleure préparation du riz consiste à le faire cuire dans liquide, jusqu'à ce qu'il soit gonflé autant que possible : à cet état , on dit qu'il est crevé, et l'on peut être sûr qu'il n'augmentera pas de volume dans l'estomac , qu'il présentera sa fécule sous la forme la plus favorable à l'action des organes digestifs, et sera à la fois un aliment léger et nourrissant. Aucune des autres manières de le faire cuire n'offre cet avantage.

Le sagou est une fécule extraite du palmier, qui se gonfle beaucoup et donne une gelée inodore et insipide; il forme, au gras ou au maigre, une nourriture légère est restaurante, qui convient aux personnes faibles, délicates et aux convalescents.

Le salep est une fécule extraite de certains orchis de Perse, qui se gonfle beaucoup par la cuisson dans un liquide dont elle absorbe 60 fois son poids. Le salep offre les mêmes avantages que le sagou comme aliment , mais il a une odeur désagréable qu'il est difficile de lui ôter. Dans tous les cas, il faut préférer celui de Perse à celui que l'on prépare avec nos orchis d'Europe. En général, le salep se vend si rarement exempt de mélange, qu'il vaut mieux lui préférer une de nos fécules pures indigènes.

Le tapioca est une fécule extraite des racines de manioc dont se nourrissent les nègres et qui sert à former un aliment léger, tonique, nutritif et facile à digérer ; il convient aux estomacs faibles, délicats et aux convalescents. Le faux tapioca est fabriqué avec des grains cuits de fécule de pomme de terre réduits en poudre ; on doit préférer au faux tapioca la fécule de riz ou de

pomme de terre, afin d'être plus sûr de la substance dont on use et de ne point risquer une
mauvaise imitation.

La fécule du fruit du cacaoyer ou de cacao est
stomachique, savoureuse, nourrissante, d'une
facile digestion, et sert, avec le sucre de canne
et quelques aromates, à préparer une pâte con-
nue sous le nom de chocolat. L'expérience et le
temps ont démontré que le chocolat bien préparé
et de bonne qualité est un salutaire aliment, propre à réparer les forces languissantes, à conserver la santé, à prolonger la vie chez les vieillards, et qui convient aux personnes d'une
complexion maigre et sèche, à celles qui sont
obligées par état de soutenir une longue applica-
tion d'esprit ou de parler longtemps, aux tempéraments faibles et aux convalescents. Cet aliment
est aussi favorable aux personnes qui craignent
l'usage du vin et des liqueurs spiritueuses, et qui
ont besoin de fortifiants. Dans les grandes chaleurs, il n'est pas de meilleur moyen pour redonner
du ton aux organes. Il augmente la sécrétion du lait
des nourrices et donne de l'embonpoint aux enfants. Les personnes qui font un usage habituel
du chocolat, sont celles qui jouissent d'une santé

plus constamment égale et qui sont moins sujet-
tes à une foule de petits maux, leur embonpoint
est aussi plus stationnaire. Le chocolat doit ces
diverses propriétés à ce qu'il est peu de substances qui contiennent, à volume égal, plus de
particules alimentaires, ce qui fait qu'il s'anima-
lise presque en entier.

Le chocolat se prépare à l'eau, au lait et à la
crême; il est toujours stomachique, nourrissant
et stimulant, mais dans certains cas et pendant
la digestion de cet aliment, on éprouve une sorte
d'engourdissement léger dont le cerveau même
se ressent, ce qui rend le travail d'esprit plus
difficile qu'après le repas suivant. La décoction
dans l'eau ou le lait de la coque de cacao assaisonnée convenablement de sucre, est un aliment
qui convient aux personnes qui ne peuvent digérer aisément le chocolat et aux convalescents.

Les pâtisseries, en général, se préparent avec
la farine de froment, mais au lieu de levain on
y ajoute du beurre, du lait, des œufs, du sucre,
des aromates, des amandes et d'autres substances tout aussi indigestes; en sorte que ces pâtes
ne lèvent pas comme dans le pain, à moins qu'on
ne se serve, pour les faire lever, de carbonate

de potasse, de sulfate de zinc ou de cuivre, qui les rend encore plus nuisibles à l'estomac. Les pâtes feuilletées sont moins lourdes, si on en mange peu à la fois. Les pâtisseries, en général, ne conviennent qu'à des personnes dont l'estomac fonctionne bien. La brioche est nourrissante, mais indigeste, à moins que la pâte ne soit bien levée. On ne doit en faire usage qu'avec des liquides stimulants, excitants et aromatisés. La pâte des biscuits est légère, nourrissante et d'une facile digestion, parce que la fécule s'y trouve en petite quantité, ainsi que le sucre et le blanc d'œuf. Les biscuits sont pour les estomacs faibles, délicats, et pour les convalescents une alimentation agréable, nutritive et très digestible.

CHAPITRE VIII.

Laitages et Fromages.

Le lait est en général, la première nourriture de l'homme, il contient beaucoup de principes nutritifs, et les estomacs sains le digèrent facilement. Il convient particulièrement aux constitutions nerveuses, sèches et aux convalescents; mais il est contraire aux constitutions faibles et aux tempéraments lymphatiques, surtout pris seul, parce que son usage prolongé engorge le système glanduleux. Les bons effets du lait naturel, c'est-à-dire non falsifié, comme aliment, sont : d'apaiser l'irritabilité nerveuse ; de fournir une alimentation légère donnant peu de travail aux organes digestifs; de ne donner que peu de résidu excrémentiel, circonstance très favorable aux intestins irrités ou enflammés ; de former un sang moins excitant; de faire prédominer les sucs blancs et d'engraisser les personnes maigres.

Le lait de vache est composé d'eau, de caséum, de beurre et de sucre, dont les proportions varient en raison de la bonne ou mauvaise nourriture qu'on donne aux vaches. La composition du lait de chèvre et de brebis est à peu près la même que celle du lait de vache, hormis le beurre qui se trouve moins abondant. Les différents mets qu'on prépare avec le lait de vache, sont une excellente nourriture pour les personnes qui les digèrent bien. Quoique la composition du lait puisse varier en raison de l'état des animaux desquels on le tire, il est toujours sain et nutritif; mais le falsifications lui enlèvent en partie ses qualités alimentaires, le rendent dans certains cas nuisible à la santé; parmi les diverses altérations que les laitiers se permettent, la plus usitée est l'addition d'une notable quantité d'eau et d'un peu de cassonnade; d'autres se servent d'une bouillie de farine de froment délayée, pour rendre au lait étendu d'eau, la consistance qu'il doit avoir quand il est pur. Les laitiers plus habiles blanchissent de l'eau avec une émulsion d'amandes douces, à laquelle ils ajoutent un peu de cassonnade, ou même une émulsion de chénevis. Afin d'empêcher le lait altéré de tourner, certains débitants y ajoutent du carbonate de soude.

Le lait de chèvre est adoucissant, restaurant et nourrissant ; il convient aux estomacs faibles, débiles, irrités et aux convalescents Le lait de brebis est plus nourrissant et plus rafraîchissant que le lait de chèvre, mais plus indigeste que ce dernier et ne convient qu'aux personnes échauffées dont l'estomac fonctionne bien.

Le caillé ou lait coagulé de brebis forme une gelée blanche, tremblante, aigrelette, qui ne contient ni crême, ni beurre, qui rafraîchit beaucoup ; lorsqu'on le fait égoutter, il est moins léger et plus compacte. Si on le mange à l'état de fromage blanc, avec du sel ou du sucre, il se digère assez bien. Mais, si le caillé a été séparé promptement du lait par la présure, il est plus doux, moins acide et se digère plus difficilement. Cet aliment convient aux personnes échauffées et en bonne santé.

Le petit lait ou partie aqueuse qui se sépare du lait, lorsqu'il se caille, est une boisson douce, peu nourrissante, très rafraîchissante et d'une facile digestion prise à petite dose ; elle est très efficace pour détruire les irritations de l'estomac et dissiper les inflammations des intestins. Le petit lait, qu'on retire en faisant le beurre, est plus nourrissant.

6

La crême que l'on prépare avec du lait, du sucre, des œufs et des aromates, est un aliment savoureux, excitant, d'une digestion lente et dont il convient d'user sobrement à la fin des repas. Les flans, en général, sont savoureux, nourrissants et d'une digestion difficile ; ils ne conviennent qu'aux personnes en bonne santé dont l'estomac fonctionne bien.

Les fromages vieux, décomposés, puants, nauséabonds, putréfiés, infects, recherchés de quelques soi-disant gourmets à goût dépravé, sont très mauvais à la santé ; non-seulement ils irritent la langue et le palais, mais ils peuvent occasionner des irritations d'estomac et des affections gastriques. Les fromages frais sont exempts de ces graves inconvénients et pour les estomacs qui les digèrent bien, ils sont un aliment agréable, nutritif, qui stimule les fonctions digestives sans les irriter.

CHAPITRE IX.

Fruits en général.

Les fruits sont généralement composés de mucilage, de sucre, d'eau et d'un principe acide. Les fruits se mangent frais ou secs. Ils sont d'autant plus nourrissants qu'ils sont plus sucrés et qu'ils séjournent plus longtemps dans l'estomac. C'est pourquoi les fruits qui ont perdu leur acidité par la cuisson ou la dessiccation, et dont le principe sucré s'est au contraire developpé, sont plus nourrissants que les fruits frais. Les fruits acerbes ou très acides ne doivent se manger qu'après avoir été cuits , car ils produisent de graves désordres dans l'estomac et dans les fonctions digestives.

Les fruits se divisent en quatre classes distinctes, qui sont : les fruits à noyau, tels que : les *abricots*, les *pêches*, les *prunes*, les *cerises* et les *dattes ;* les fruits à pepins, tels que : les *poires,* les *pommes,* les *nèfles,* les *coings* et les *oranges ;* les fruits à graines, tels que : les *raisins,* les *figues,* les *groseilles, les cassis,* les *fraises,* les *framboises* et les *melons ;* les fruits à coque ou à amandes, tels que : les *amandes,* les *noisettes,* les *noix* et les *châtaignes.*

Les abricots sont doux, un peu nourrissants et d'une digestion facile ; mais, si la pulpe contient plus d'eau que de mucilage ils sont indigestes et laxatifs. Les meilleurs abricots et les plus recherchés, sont : l'abricot musqué et surtout l'abricot pêche. Ce fruit convient aux personnes dont l'estomac fonctionne bien.

Les pêches en général sont douces, savoureuses, rafraîchissantes, un peu nourrissantes et faciles à digérer lorsqu'elles sont mûres et de bonne qualité. On peut manger la pêche au sucre ou dans le vin. Ce fruit convient aux estomacs délicats et aux personnes en bonne santé.

Les prunes en parfaite maturité, et de bonne qualité n'ont rien de malfaisant ; elles sont douces, savoureuses, rafraîchissantes, un peu nourrissantes et faciles à digérer. Les pruneaux ou prunes sèches sont très nourrissants ; mais indigestes ; cuits dans l'eau , ils sont adoucissants , agréables au goût et entretiennent la liberté du ventre.

Les cerises en général sont douces, rafraîchissantes, toniques, nourrissantes et faciles à digérer. Les guignes sont plus rafraîchissantes, plus acides que les autres espèces de cerises et conviennent aux personnes échauffées et constipées. Les cerises amères sont échauffantes et astringentes.

Les dattes sont douces, stomachiques, savoureuses, toniques, nourrissantes, mais indigestes et causent des rapports brûlants, qui sont toujours à redouter, si l'on en mange beaucoup. Ce fruit convient aux personnes dont l'estomac fonctionne bien.

Les poires sont très variées dans leurs qualités en raison du plus ou moins de mucilage, de sucre, d'acide et de fermeté qui se trouve dans leur pulpe. Les poires bien mûres et de bonne qualité sont douces, savoureuses, rafraîchissantes, un peu nourrissantes, de facile digestion et de beaucoup préférables par leur parfum et leur saveur à diverses qualités de pommes. Les poires cuites, sont douces et légèrement laxatives, les acides sont très indigestes. Les bonnes poires conviennent aux estomacs délicats et aux convalescents.

Les pommes ont des qualités très variées et différentes par la forme, le volume et la saveur. La quantité de mucilage, de sucre, d'acide et la fermeté de leur pulpe les rend plus ou moins douces, acides, rafraîchissantes, nourrissantes et faciles à digérer. Les meilleures pommes sont : les calvilles, les fenouillettes, les reinettes, l'api et le rambour ; elles conviennent à tous les estomacs, et les enfants peuvent en manger beaucoup sans en être incommodés. Si on les fait cuire elles sont très douces, agréables au goût et conviennent aux estomacs délicats, faibles et aux convalescents. Les pommes très acides ou amères ne sont bonnes que pour la fabrication du cidre.

Les nèfles lorsqu'elles sont très mûres ou blettes, sont rafraîchissantes, légèrement sucrées, d'une saveur aigrelette et faciles à digérer. Ce fruit convient aux estomacs débiles, échauffés et aux personnes dont les intestins sont relâchés.

Les coings, en général, sont acerbes, astringents et aromatiques ; la cuisson et le sucre modifient les qualités qui les caractérisent. La confiture de coings est d'assez bon goût, stomachique, tonique et astringente; elle convient aux estomacs faibles, délicats, et aux convalescents.

Les oranges, à leur parfaite maturité, sont
douces, rafraîchissantes, légèrement sucrées,
peu nourrissantes et d'une facile digestion; mais
acerbes, désagréables au goût et indigestes si
elles ne sont pas assez mûres. Ce fruit convient
aux personnes échauffées, en bonne santé et à
quelques convalescents.

Les raisins, lorsqu'ils sont bien mûrs, sont plus
ou moins doux, sucrés, savoureux, rafraîchissants, nourrissants et faciles à digérer ; ils conviennent en général à tous les estomacs.

Les figues, à leur complète maturité, sont mucilagineuses, sucrées, savoureuses, nourrissantes,
et d'une digestion assez facile si on en mange
peu à la fois ; elles conviennent aux personnes
échauffées et en bonne santé. Les figues sèches
sont plus nourrissantes, mais indigestes, échauffantes, et causent des rapports brûlants si on en
mange trop à la fois; elles ne conviennent qu'aux
personnes dont l'estomac fonctionne bien.

Les groseilles en général sont toniques, rafraîchissantes, acides, légèrement sucrées et très
pulpeuses; elles servent à former, avec du sucre,
d'excellentes gelées, qui sont légères, savoureuses, stomachiques, rafraîchissantes, un peu nour-

rissantes , faciles à digérer, et qui conviennent aux estomacs délicats, faibles, échauffés, et aux convalescents. Le cassis est une sorte de groseiller , dont le fruit noir sert à préparer une liqueur agréable , très stomachique et rafraîchissante, qui convient aux estomacs faibles, délicats, et aux convalescents.

Les fraises sont plus ou moins parfumées, délicates, savoureuses, rafraîchissantes, peu nourrissantes et indigestes. Les fraises ont besoin d'assaisonnements toniques et stimulants , afin d'en corriger la froideur et de les rendre plus digestibles. Les framboises ont à peu près les mêmes qualités que les fraises , et ne peuvent convenir , ainsi que ces dernières , qu'aux personnes dont l'estomac fonctionne bien.

Les melons mûrs à point sont plus ou moins parfumés , aqueux , sucrés , savoureux , rafraîchissants et faciles à digérer ; ce fruit convient aux personnes échauffées et en bonne santé. Le melon n'est fiévreux que lorsqu'on en mange trop ; or, pour se préserver du danger on doit en éviter l'excès.

Les amandes comestibles sont mucilagineuses, douces , savoureuses , nourrissantes et faciles à digérer si on en mange peu à la fois; elles conviennent aux personnes en bonne santé. Les amandes sèches sont très indigestes si on les mange seules, car elles contiennent une quantité plus ou moins considérable de fécule et d'huile, qui en forment la base et les rendent très nourrissantes, mais très indigestes si on ne les mêle pas en petite quantité à d'autres aliments. Il faut en user avec modération, car elles causeraient des ardeurs d'estomac et des douleurs violentes. Les nougats sont indigestes, si on en mange un peu trop comme les amandes qui les composent, et dont les mauvaises qualités sont encore augmentées par une grande quantité de caramel. Les noisettes ne diffèrent guère des amandes, et leurs qualités et effets sont à peu près les mêmes ; elles ne conviennent qu'aux personnes dont l'estomac fonctionne bien.

Les noix contiennent beaucoup d'huile, de fécule et un peu de mucilage; elles sont excitantes, agréables au goût, nourrissantes, mais indigestes si on en mange un peu trop, et peuvent causer des ardeurs d'estomac très incommodes. Ce fruit ne peut convenir qu'à des personnes en bonne santé.

Les châtaignes en général contiennent plus ou moins de fécule, de sucre semblable au sucre de canne, et de gluten en petite quantité ; elles sont agréables au goût, très nourrissantes , et d'une digestion assez facile. Plus les châtaignes ont été soumises à l'action du feu, moins elles sont indigestes, et conviennent aux personnes en bonne santé. La meilleure préparation de la châtaigne, pour en faire un aliment très nourrissant et agréable au goût, est une bouillie bien cuite, faite avec autant de liquide que la farine peut en absorber, surtout si cette farine provient de châtaignes séchées au four ou à l'étuvée. Cette bouillie convient aux personnes maigres, sèches, et à certains convalescents.

Les fruits les plus nourrissants sont : les dattes, les pruneaux , les raisins secs , les figues , les poires , les amandes, les noisettes, les noix, les châtaignes , etc. , etc. Les fruits les moins nourrissants sont : les abricots , les pêches, les prunes, les pommes, les nèfles , les cerises , les groseilles, les coings, les fraises, les framboises, les oranges, les melons , etc., etc.

CHAPITRE X.

Boissons en général.

Les boissons forment quatre classes bien distinctes : les boissons non fermentées, les fermentées, les fermentées distillées et les fermentées aromatisées.

L'eau est la boisson la plus naturelle à l'homme et à tous les animaux. La meilleure eau potable est celle qui est la plus aérée, la plus légère, la plus digestible, et qui dissout parfaitement le savon, qui ramollit et cuit bien les légumes à gousses ; enfin, lorsqu'elle est sapide, exempte de mauvais goût et d'odeur. L'eau de puits est généralement chargée de différents sels qui la rendent peu potable ; cependant, il existe un grand nombre de puits dont l'eau est assez salubre et assez abondante pour suppléer au défaut de fontaines. L'eau de pluie recueillie dans des réservoirs ou citernes, est très bonne lorsqu'elle est aérée, la privation d'air la rend indigeste, et pour la rendre potable, il faut la battre en tous sens avec une manivelle. L'eau de neige fondue n'est mauvaise que parce qu'en se congélant elle a perdu l'air qu'elle contenait, elle redevient bonne en s'aérant de nouveau. L'eau de source est meilleure prise à une certaine distance qu'à sa sortie du sol, surtout lorsqu'elle court sur un lit de gravier. L'eau de rivière est de toutes les eaux celle que l'on doit préférer, parce qu'elle est ordinairement exempte de matières salines, et qu'elle s'est saturée d'air par les mille froissements de ses ondes.

Les vins en général sont composés de divers principes, qui leur donnent des qualités différentes et dont les effets sont plus ou moins favorables à la santé; ces principes sont : l'alcool en quantité plus ou moins grande, selon l'espèce et le climat; le sucre, dont la quantité dépend aussi du raisin et du climat; l'huile essentielle à laquelle chaque espèce de vin doit son bouquet; la matière colorante, provenant de la peau des raisins; l'eau en grande quantité. Relativement à leur nature, à leur saveur et à leurs effets, les vins se distinguent en cinq espèces principales.

A la première espèce appartiennent les vins acidulés contenant peu d'alcool, peu de sucre et beaucoup d'eau, ils sont rafraîchissants et très indigestes.

A la deuxième espèce appartiennent les vins du Roussillon, qui contiennent 18 p. 100 d'alcool ; du Languedoc, *idem.* 16 p. 100 ; de Provence, *idem.*, 15 p. 100 ; de Marsala, *idem.*, 25 p. 100 ; d'Oporto, *idem.*, 23 p. 100 ; ces vins portent au cerveau et provoquent facilement l'ivresse : on ne doit les boire qu'en très petite quantité ou largement coupés d'eau.

A la troisième espèce appartiennent les vins de Bordeaux, qui contiennent de 13 à 15 p. 100 d'alcool, et dont les meilleurs sont ceux : du Clos-Lafitte ; du Clos-de-la-Tour, du Château-Margot, de Haut-Brions, de Sauterne, de Barsac, de Saint-Emilion, du Médoc, etc., etc. Les vins de Bourgogne appartiennent aussi à la troisième espèce ; ils contiennent de 12 à 15 p. 100 d'alcool, et dont les meilleurs sont ceux : de la Romanée, de Chambertin, du Clos-Vougeot, du Clos-Saint-Georges, de Montrachet, de Meursault, de Nuits, de Volney, de Pomart, de Beaune, de Chablis, de Romanèche, de Pouilly, d'Irangy, de

6 .

Coulanges, de Moulin-à-Vent, de Fuissey, etc., etc.
Les vins de Champagne appartiennent à la même
espèce ; ils contiennent de 12 à 14 p. 100 d'alcool, et dont les meilleurs sont ceux : de Silery,
d'Aï, d'Epernay, de Riceys, du Clozet, etc., etc.
Les vins de Côte-Rôtie et de Coudrieux contiennent également de 12 à 14 p. 100 d'alcool. Tous
ces vins conviennent aux estomacs faibles, paresseux, et aux convalescents, pour faciliter la
digestion et l'assimilation des aliments.

A la quatrième espèce appartiennent les vins :
de Malaga, de Madère, de Samos, de Chypre,
de Kiris, de Lacrima-Christi, de Constance, de
Malvoisie, de l'Ermitage, du Coteau-Brûlé, de
Saint-Paray, de Tavel, de Frontignan, de Lunel,
de Rivesaltes, de Villaudric, de Fronton, de Ju-
rançon, etc., etc. Tous ces vins contiennent de
15 à 24 p. 100 d'alcool ; ils sont en grande partie sucrés, généreux, cordiaux, stomachiques,
et doivent être pris à petites doses comme vins
de dessert.

A la cinquième espèce appartiennent les vins
dits mousseux : le Champagne, le Limoux, le
Grave, le Tokai, etc., etc.; ils contiennent beaucoup d'acide carbonique et de 9 à 13 p. 100

d'alcool. Ces vins, d'une digestion facile, excitent momentanément le cerveau et donnent autant de gaîté que de vivacité.

Les apologistes et les détracteurs des bons et
des mauvais effets du vin, ont beaucoup exa-
géré leurs appréciations. Les uns ont préconisé le
vin comme une boisson des plus salutaires, des
plus vivifiantes, possédant la vertu de faciliter
les fonctions physiques et de doubler l'aptitude
morale. Les autres le signalent, au contraire,
comme une cause d'abrutissement moral et de
dégradation physique. La vérité se trouve entre
ces deux extrêmes, c'est-à-dire que l'usage modéré du bon vin ne peut qu'être utile à certaines
organisations, tandis que l'excès du vin, comme
de tout autre chose, est toujours nuisible. Le vin,
pris en petite quantité, excite le goût et la membrane muqueuse qui tapisse les voies digestives;
une partie du principe alcoolique s'acidifie dans
l'estomac, l'autre partie est portée dans le torrent de la circulation et monte au cerveau,
surexcite les centres nerveux, facilite les mouvements musculaires, précipite les battements du
cœur, accroît momentanément la chaleur vitale,
ainsi que les sécrétions urinaires et transpiratoi-

res. Mais si l'abus du vin est habituel et qu'on en prenne outre mesure, en émoussant la sensibilité des papilles de la langue, blase le goût, qui ne peut être réveillé que par des quantités plus fortes de cette boisson. Plus tard surviennent des gastrites chroniques, des indurations de la muqueuse de l'estomac, du pylore, des intestins, des engorgements du foie, des anévrismes, des congestions cérébrales et l'affaiblissement des fonctions nerveuses et musculaires. On reconnaît le buveur à sa voix rauque, à son nez rutilant, à ses lèvres bleuâtres, à son teint couperosé, au tremblement musculaire, à l'affaiblissement des fonctions de l'intelligence qui précède l'abrutissement et la complète nullité des facultés physiques et morales. Pour apaiser ou dissiper l'ivresse, il faut donner au sujet de 15 à 20 gouttes d'amoniaque liquide dans un verre d'eau; le même résultat s'obtient en faisant prendre des eaux gazeuses et toutes les substances propres à éliminer l'alcool, soit par les vomissements soit par les sueurs et les urines.

L'alcool s'extrait du vin, des céréales, des pommes de terre, et généralement de tous les fruits et graines qui entrent en fermentation. C'est

avec l'alcool, le sucre et diverses substances aromatiques ou essentielles que le liquoriste prépare
cette immense variété de liqueurs, qui toutes,
hormis quelques-unes, sont plus ou moins nuisibles à la santé. Les boissons alcooliques, telles
que l'eau-de-vie, le rhum, le kirch, l'absin-
the, etc., etc., font d'immenses ravages parmi
les classes ouvrières ; le plus souvent, ces boissons alcooliques sont frelatées par des substances
irritantes, narcotiques et incendiaires, afin de leur
donner une saveur plus forte, un feu plus mor-
dant. Ainsi, le poivre long, le stramonium,
l'ivraie, l'alun, sont dissous dans les eaux-de-vie
du commerce par des spéculateurs cupides, que
la police des boissons ne saurait punir trop
sévèrement. Le laurier-cerise est quelquefois
ajouté à l'eau-de-vie de grains et de pommes de
terre pour masquer son odeur et lui donner une
saveur plus agréable. Cette frelaterie est des plus
dangereuses lorsque le laurier-cerise s'y trouve
en trop fortes proportions. L'usage de ces boissons, en général plus ou moins brûlantes, est
toujours nuisible : elles commencent par stimuler ; souvent répétées, la sensibilité s'émousse,
la membrane muqueuse de l'estomac se raccornit,

l'appétit diminue, diverses maladies surviennent :
les gastrites, les squirrhes, les engorgements du
foie et de la râte, les anévrismes, les tremblements, la chute des cheveux, l'hébétude, la folie,
l'imprégnation alcoolique des tissus vivants; enfin,
l'abus de ces boissons use les organes, plonge
l'homme dans l'abrutissement physique et moral,
et accélère d'une manière effroyable la consomp-
tion de la vie.

Les personnes sensées doivent donc rejeter
d'une manière absolue toutes les boissons trop
alcooliques et de mauvaise fabrication ; mais il
est des cas de débilité constitutionnelle et d'atonie d'organes où certaines liqueurs composées
produisent des effets stimulants, toniques et bien-
faisants. Les liqueurs composées avec des substances toniques, amères et apéritives, rendent
parfaite l'assimilation des aliments ; elles préparent avantageusement les voies digestives en
activant la sécrétion des sucs gastriques et la
contractilité muqueuse de l'estomac, deux conditions importantes de la digestion ; enfin, elles
activent l'opération vitale, qui convertit en chyle
les substances alimentaires, et produisent un
sentiment de vigueur plus grande, qui agit favo-

rablement sur le cerveau, le système nerveux et sur le développement et le caractère des passions. Les élixirs qui possèdent des propriétés toniques, stomachiques, stimulantes et apéritives, ainsi que les liqueurs composées, se prennent à petites doses lorsque le cas l'exige, et ne doivent jamais être d'un usage fréquent. Le punch, lorsqu'il est convenablement préparé et coupé avec cinq ou six fois son poids d'eau, est une boisson tonique, aussi saine qu'agréable pendant les chaleurs.

L'infusion de café a une action stimulante sur le système nerveux et particulièrement sur le cerveau ; mais il faut se tenir en garde contre cette action, car, si elle est trop souvent répétée, elle agite, échauffe le sang et use les organes, ou bien elle s'émousse complètement par l'habitude. Le café convient en général aux constitutions lymphatiques, aux personnes faibles, indolentes, sédentaires, et aux habitants d'un climat humide, dont il ranime les organes digestifs et les diverses fonctions du corps. Les personnes maigres, nerveuses, irritables, prédisposées aux inflammations, et celles à qui les boissons stimulantes sont contraires, feront bien de s'en abste-

nir, ou de ne le prendre que coupé avec autant
d'eau ou mêlé à de la crême ou à du lait. Malgré
que le café à la crême soit d'une digestion moins
aisée que le café au lait, c'est un aliment assez
sain pour être supporté par beaucoup de personnes. Les bonnes qualités et l'arôme du café se
développent par la torréfaction à point; s'il est
trop torréfié, l'arôme s'évapore; s'il ne l'est pas
assez, il ne peut se développer. Un café bien
grillé ne doit être ni blond, ni noir.

La bière, préparée avec le houblon, le blé et
de l'orge préalablement germés et qui ont subi
un commencement de torréfaction, est une excellente boisson, rafraîchissante, tonique, nourrissante, qui convient aux personnes échauffées,
maigres et actives; les personnes lymphatiques
devraient s'en abstenir. De même que les vins,
les bières sont souvent frelatées par une coupable industrie, et dont la répression ne saurait
être trop sévère.

Le thé est un stimulant énergique, qui précipite
les digestions difficiles, et facilite les sécrétions
urinaires et transpiratoires. L'infusion de thé doit
être légère, et, pour corriger son âcreté, on y
ajoute du lait, du sucre ou de la crême. Le thé

vert attaque les nerfs ; on doit lui préférer le thé
bou. Si la mode le voulait, le thé serait remplacé
avec avantage par la mélisse, l'anis, la camomille
et beaucoup d'autres plantes. Le thé devrait être
reservé, du moins en France, pour certaines circonstances où les fonctions digestives et transpiratoires sont paresseuses ; en faire un usage
journalier, c'est se priver d'un excellent moyen
lorsque son emploi devient utile.

Le thé convient aux constitutions énervées,
aux tempéraments lymphatiques , aux habitants
des contrées humides ou brumeuses, aux personnes dont l'estomac digère difficilement , et dans
les circonstances où il est nécessaire de ranimer
l'action de la peau et de rappeler la transpiration.
Le thé est nuisible aux organisations excitables ;
on a vu souvent des insomnies , des crampes
d'estomac ou gastralgies, des spasmes , des pal-
pitations, des tremblements et autres symptômes
nerveux survenir aux personnes irritables, qui,
pour suivre le caprice du bon ton et de la mode,
se croyaient obligées et s'obstinaient à prendre
du thé. Enfin, la plupart des médecins sont d'avis
que le thé a trop d'inconvénients pour en faire
un usage habituel , et qu'il doit être considéré

comme un moyen propre à rétablir l'équilibre dans diverses fonctions du corps.

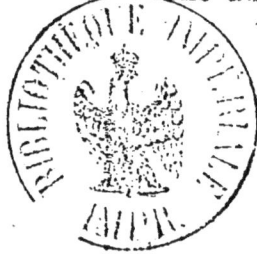

FIN.

TABLE DES MATIÈRES.

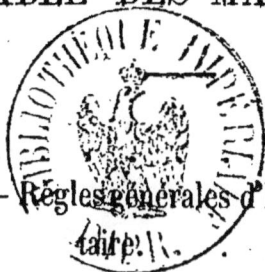

Fin de la Table.

Toulouse, imp. Troyes Ouvriers Réunis.

OUVRAGES DU MÊME AUTEUR.

—

Physiologie des affections nerveuses ou connaissance des causes qui produisent les perturbations physiques et morales dépendant du système nerveux. 1 vol in-12. Prix . 2 fr.

Le Génie de l'agriculture et de l'horticulture du Midi et du Sud-Ouest de la France; guide pratique indispensable aux propriétaires, cultivateurs, horticulteurs et commerçants. — 2e édit. 1 vol. in-12. Prix : 2 fr.

Connaissance des plantes médicinales, les plus usitées, à la portée de tout le monde, contenant les diverses dénominations de 160 plantes , l'époque et les lieux où elles croissent, la description physique, et les parties usitées , les procédés pour la récolte et la conservation; les préparations; les doses et les propriétés spécifiques, les cas dans lesquels elles sont généralement employées. — 2e édit. 1 vol. in-12 Prix : 2 fr.

Le Merveilleux et l'esprit moderne ou démonstration de la puissance, de la volonté et de l'imagination, relative aux évocations des esprits et aux phénomènes de la démonomanie. 1 vol. in-12. Prix : 2 fr.

Traité pratique de magnétisme humain, résumé de tous les principes et procédés du magnétisme pour rétablir et développer les fonctions physiques et les facultés intellectuelles dans l'état de maladie. — Deuxième édition , 1 vol. in-12. Prix : 2 fr.

Physiognomonie, art de connaître et juger les mœurs et les caractères. — Deuxième édition, 1 vol. in-12, Prix : 2 fr.

Toulouse, Imprimerie Troyes Ouvriers Réunis, rue Saint-Pantaléon , 3.

www.ingramcontent.com/pod-product-compliance
Lightning Source LLC
Chambersburg PA
CBHW071912200326
41519CB00016B/4583